川島隆太教授の健康パズル

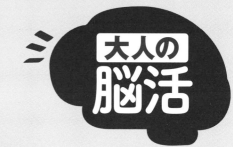

おもしろ！
漢字パズル

監修 川島隆太（東北大学教授）

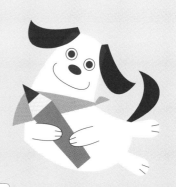

はじめに（脳活性解説）	2
ドリル（1〜120日）	4
解答	124

学研

はじめに

東北大学教授　川島隆太

漢字パズルで楽しみながら認知症対策！

　私が取り組んでいる「脳イメージング研究」は、ＭＲＩや光トポグラフィのような機械を使って脳を撮影し、流れている血液の量に応じて、脳のどの部分が働いているかを調べるというものです。

　この研究から、「文字を書く」「声に出して読む（音読）」「単純計算」が、脳の前頭葉にある前頭前野という部分を大変活発に働かせることが科学的にわかっており、また、本書にあるような漢字の書きとり問題も脳の活性化に高い効果があることが実験でわかりました。

　パソコンや高度な端末が普及した今の社会では、文字を手書きする習慣が昔と比べてどんどん減り、脳を使う機会もその分だけ減っています。手書きで文章を作ろうとすると、「漢字が思い出せない」という経験をしたことが皆さんにもあるかもしれません。

　脳の活性化のためには、毎日、目的を持って手書きを行うことが重要です。

　本書は、生活の中で頻繁に使われる言葉を題材にし、書き込み式で作られています。脳は復習が大好きです。パズルで楽しみながら復習し、毎日脳のトレーニングをしていきましょう。

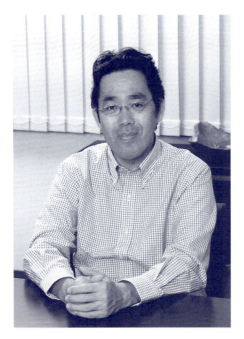

川島隆太教授

東北大学　加齢医学研究所　所長
1959年千葉県に生まれる。
1985年東北大学医学部卒業。同大学院医学研究科修了。医学博士。スウェーデン王国カロリンスカ研究所客員研究員、東北大学助手、同専任講師を経て、現在同大学教授として高次脳機能の解明研究を行う。脳のどの部分にどのような機能があるのかを調べる研究の、日本における第一人者。

本書のパズルで脳の健康を守りましょう

　どんな作業で脳が活性化するのかを調べるために、多数の実験を東北大学と学研との共同研究によって行いました。この研究により、本書と同様の漢字の書きとり問題を解いている時は、安静時に比べて脳の血流が増え、前頭葉の働きが大変活発になることがわかりました。

　人間の脳の中で、前頭葉にある「前頭前野」といわれる部分は、思考、言葉でのコミュニケーション、感情のコントロールといった、人間らしい非常に高度な働きを行っています。ですから、ここを鍛えることは「人間がより良く生きる」ことにつながります。脳の活性化に適した本書のパズルで、毎日前頭前野を鍛え、脳の健康を守りましょう。

「脳活性」実験の様子

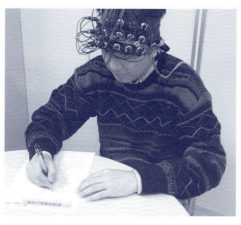

「光トポグラフィ」という装置で脳血流の変化を調べます。本書にあるタイプの書きとり問題が、前頭葉の活性化に効果があることが実験でわかりました。

安静時の脳

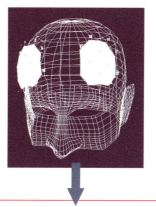

白く表示されているのは、脳が安静時の状態にあることを示しています。

前頭葉の働きが活発に！

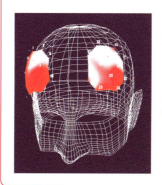

漢字の書きとり問題を解いている時
問題に取り組むと、前頭葉の血流が増え脳が活性化します。

1日 漢字しりとり階段

▶ ヨコ→タテ→ヨコに2つの言葉が□でつながります。空いたマスには、それぞれのリストから漢字を入れて、しりとりをしましょう。

正答 /20問
答え→P.124

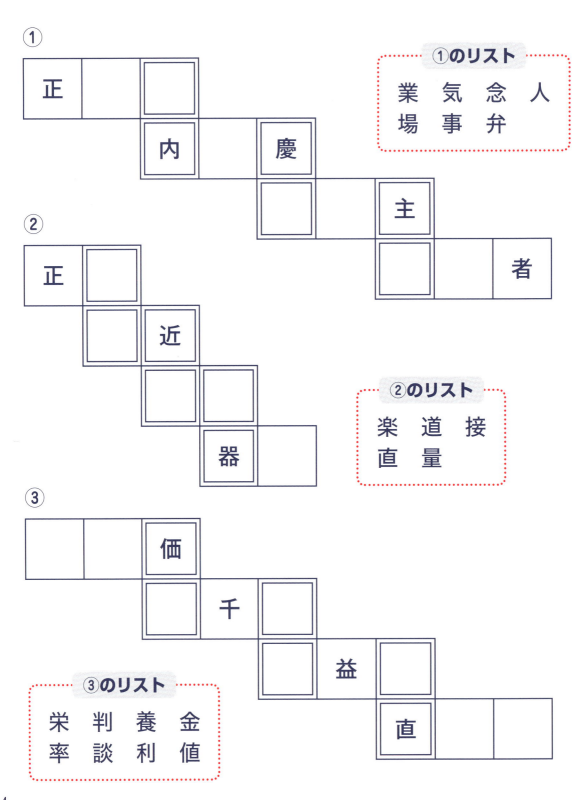

2日 漢字絵 de 四字熟語

月　日

正答　／4問

答え→P.124

▶四字熟語「百発百中」がテーマの漢字絵です。この中に、周囲とちがう漢字が4つ混ざっていますので、それを探し、〇で囲みましょう。

〔百発百中〕

まちがい
4か所

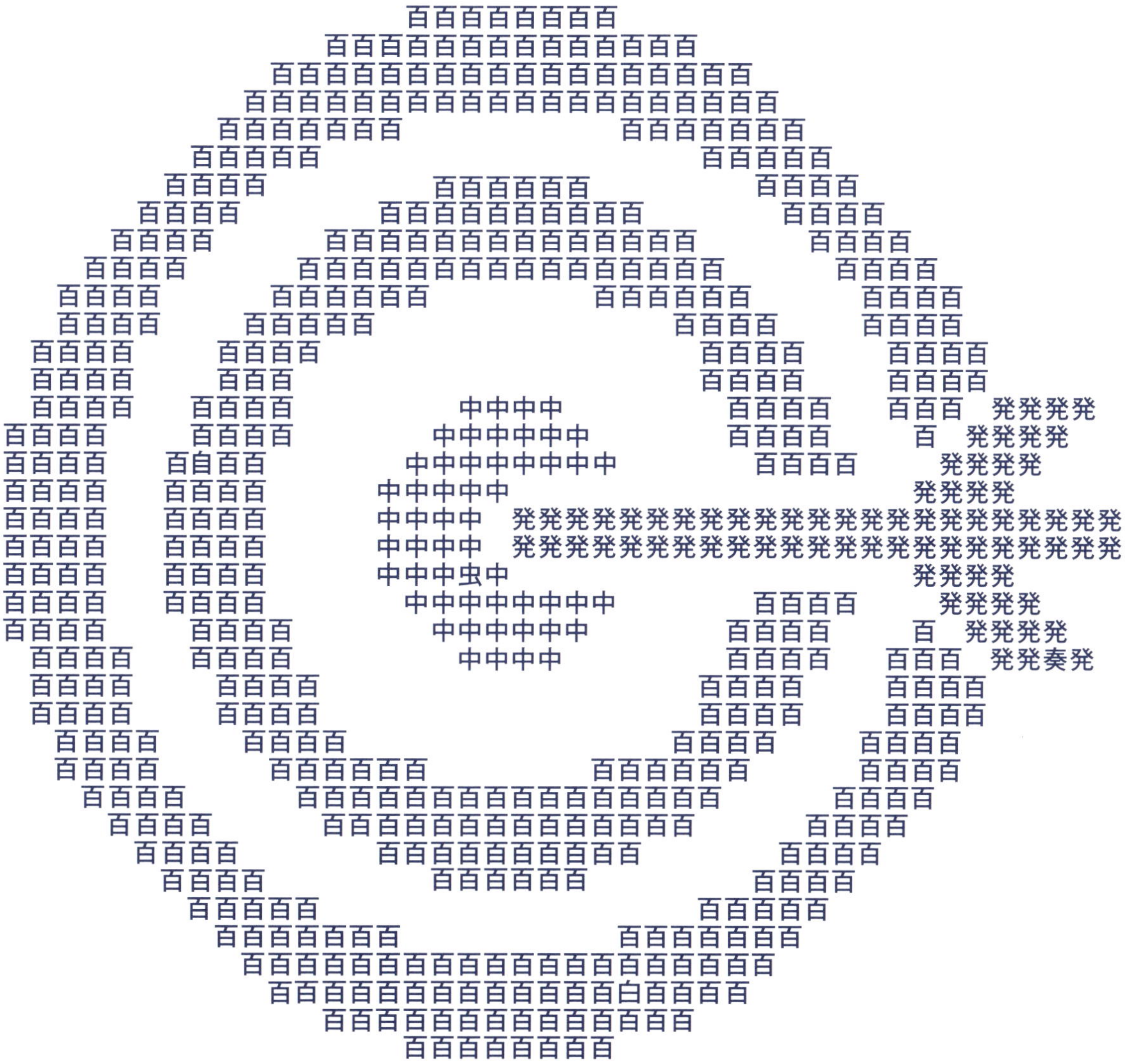

3日 難読漢字パズル

▶□にあてはまる漢字をリストから選んで書きましょう。

① 小□（あずき）
② 風□（かぜ）
③ 彼□（かなた）
④ 眼□（めがね）
⑤ 掃□（そうじ）
⑥ □夕（たなばた）
⑦ 句□点（くとうてん）
⑧ □子（まいご）
⑨ 梅□（つゆ）

①〜⑨のリスト　雨　鏡　邪　除　七　方　豆　迷　読

⑩ 磁□（じしゃく）
⑪ □葉（もみじ）
⑫ □得（なっとく）
⑬ □物（くだもの）
⑭ 凸□（でこぼこ）
⑮ □地（きじ）
⑯ □屋（おもや）
⑰ 一□（いっさい）
⑱ 上□（じょうず）

⑩〜⑱のリスト　凹　母　納　生　手　紅　切　果　石

4日 ぐるぐるしりとり／隠し文字

正答 ／12問 ／6問
答え→P.124

しりとり ▶右回りに読むと、□の字でしりとりになっています。空いているマスにあてはまる漢字を、リストから選んで書きましょう。

①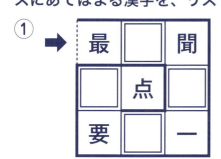

②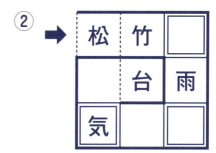

③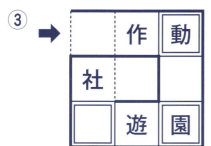

リスト

物　梅　紙　誤　新　元
重　会　視　象　空　員

隠し文字 ▶隠れている四字熟語を答えましょう。文字の順序がばらばらなものもありますので、正しい順序で書きましょう。

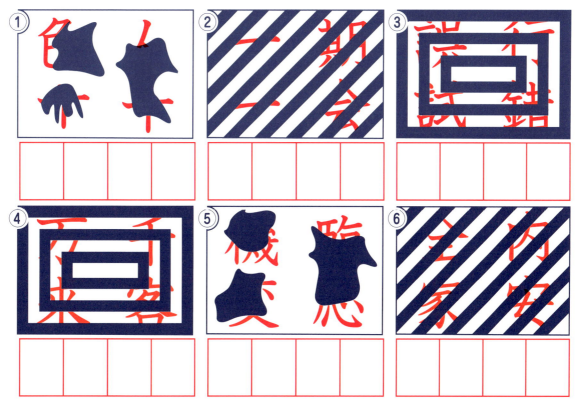

5日 四字熟語シークワーズ

月　日

正答　／16問

答え→P.124

▶リストの言葉をタテ・ヨコ・ナナメの８方向から探して、「画竜点睛（がりょうてんせい）」のように線を引きましょう。その後、つかわずに残った文字を、左上から下へ順につなげ、四字熟語をつくりましょう。

画	下	天	日	三	日	坊	主
竜	他	言	無	用	意	周	到
点	離	意	後	威	風	堂	堂
晴	然	絶	思	山	紫	水	明
沈	前	整	糊	疎	歩	引	千
空	思	模	路	独	通	田	当
合	昧	黙	立	理	集	我	騎
曖	散	独	考	二	者	択	一

見つけた言葉には☑を入れましょう。

リスト

- □三日坊主
- □曖昧模糊
- □威風堂堂
- □三日天下
- □二者択一
- □空前絶後
- □一騎当千
- □我田引水
- □独立独歩
- □山紫水明
- □理路整然
- □沈思黙考
- □意思疎通
- □他言無用
- □用意周到

※　言葉は右から左、下から上につながることもあります。また、１つの文字を複数の言葉で共有することもあります。

できた四字熟語

6日 共通部首 de 組み立て漢字

正答 /15問
答え→P.124

▶リストから共通の部首1つを選び、パーツと組み合わせて、漢字2つをつくりましょう。

共通部首　パーツ　完成する漢字

① □ + 失 = □
　 □ + 岡 = □

② □ + 相 = □
　 □ + 務 = □

③ □ + 木 = □
　 □ + 口 = □

④ □ + 圭 = □
　 □ + 重 = □

⑤ □ + 共 = □
　 □ + 玄 = □

共通部首リスト：雨　金　口　田　行

9

7日 読み de しりとり迷路

正答 ／14問

答え→P.125

▶例を参考に、言葉の語尾の読みがしりとりになるように、ゴールまでタテ・ヨコにマスを進みましょう。ただし、ナナメには進めません。

例 学校（がっこう）→ 雲海（うんかい）→ 印象（いんしょう）

スタート

仲間	荒廃	検定	手配	招致
摩擦	追加	神楽	額縁	娯楽
刷新	雅楽	酪農	丁度	土壌
均衡	校舎	裏目	面倒	頭角
衝動	宿屋	一致	上背	撃墜
眉毛	冥利	重複	性急	閑話
網羅	時雨	苦渋	団扇	和服
大層	鬱蒼	昇格	凝固	屈伸

ゴール

8日 四字熟語ナンバーワーズ

正答　／10問

答え→P.125

▶それぞれが四字熟語になるように、①〜⑩に入る漢字をリストから選んで書きましょう。同じ数字には、同じ漢字が入ります。

リスト

衣　星　者　然　縁　泰　行　通　天　装

合	①	奇	①

親	類	①	②

武	②	修	③

④	⑤	温	泉

北	斗	七	⑥

④	下	⑦	平

⑦	⑤	自	若

仮	⑨	③	列

④	⑧	無	縫

民	族	⑧	⑨

同	時	⑩	訳

⑩	信	衛	⑥

①	②	③	④	⑤	⑥	⑦	⑧	⑨	⑩

11

9日 三字熟語風車パズル

▶例のように、リストの漢字をマスに入れて、三字熟語を2つずつつくりましょう。

リスト
義 景 原 紙 自 識
室 城 真 図 船 相
大 単 断 地 町 直
判 本 目 役 有 列

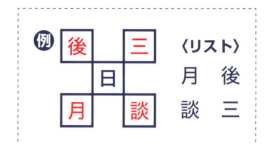

① 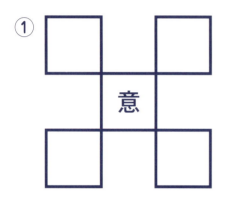 意

② 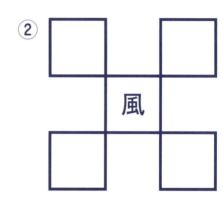 風

③ 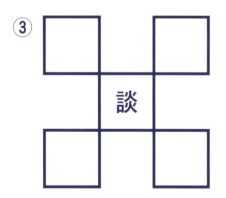 談

④ 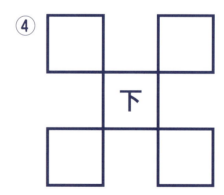 下

⑤ 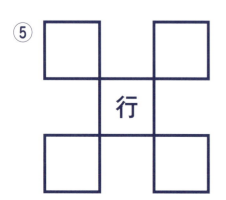 行

⑥ 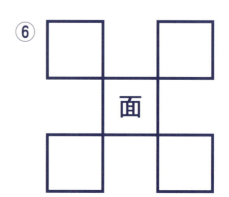 面

月　日

10日 漢字計算式パズル

正答 ／24問
答え→P.125

▶漢字の計算式が成り立つように、リストの漢字を空欄に当てはめましょう。

例 （ 何 － 可 ）＋（ 柱 － 木 ）＝ 住

① （ 地 － □ ）＋（ □ － 主 ）＝ 池

② （ □ － 月 ）＋（ 計 － □ ）＝ 早

③ （ 絵 － □ ）＋（ □ － ネ ）＝ 組

④ （ □ － メ ）＋（ □ － 口 ）＝ □

⑤ （ 短 － □ ）＋（ 頂 － □ ）＝ □

⑥ （ □ － 申 ）＋（ 札 － □ ）＝ □

⑦ （ □ － 口 ）＋（ □ － 刀 ）＝ □

⑧ （ 階 － □ ）＋（ □ － 夂 ）＝ □

⑨ （ 銚 － □ ）＋（ □ － 白 ）＝ □

リスト

区　放
医　皆
言　神
注　辺
挑　丁
土　頭
園　拍
防　明
祖　知
金　木
矢　礼
遠　会

11日 ぐるぐるしりとり／慣用句パズル

しりとり ▶右回りに読むと、□の字でしりとりになっています。空いているマスにあてはまる漢字を、リストから選んで書きましょう。

①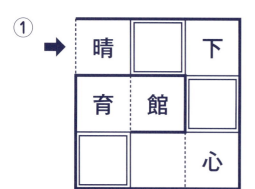

②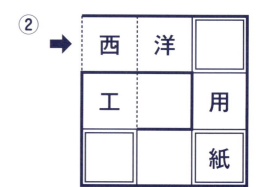

③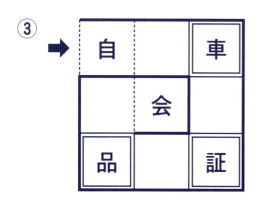

リスト
業　評　体　画　動　一
同　重　拠　天　検　一

慣用句 ▶〔　〕にあてはまる言葉をリストから選んで慣用句をつくりましょう。

① 〔　　　　〕の友

② 〔　　　　〕の矢が立つ

③ 案ずるより〔　　　　〕が易し

④ 濡れ手で〔　　　　〕

⑤ 言わぬが〔　　　　〕

リスト
粟(あわ)　産む　白羽
竹馬　花

12日 同音異字あり四字熟語

▶例のように、中央にあるふたつの空きマスには、同じ読みの異なる漢字がはいります。リストの漢字を1度ずつ使い、それぞれ四字熟語をつくりましょう。

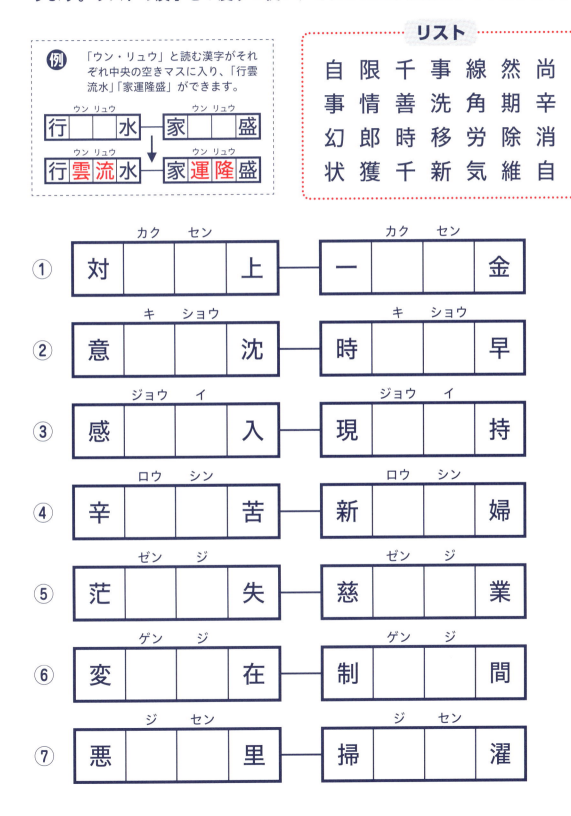

13日 四字熟語リングスケルトン

▶あらかじめマス目にある漢字をヒントに、例のように、リストの四字熟語を時計回りに当てはめましょう。熟語の最初の文字はどこから始まるかは決まっていません。

正答 ／13問
答え→P.126

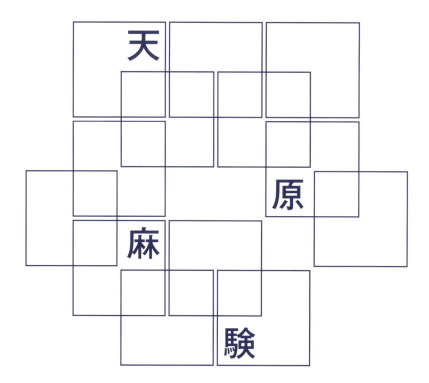

リスト

一心不乱　急転直下　直立不動
因果応報　原因不明　天下泰平
応急処置　山紫水明　入学試験
快刀乱麻　単純明快　報道写真
単刀直入

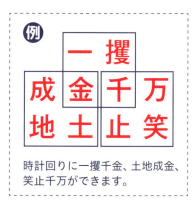

時計回りに一攫千金、土地成金、笑止千万ができます。

※四字熟語がどこからスタートするかはまちまちです。

14日 しりとりツメクロス

月　　　日

正答　／52問

答え→P.126

▶リストの漢字を使って時計回りに熟語のしりとりを完成させましょう。熟語の最後の漢字と次の熟語の最初の漢字が重複する部分は□になっています。

スタート →

春			冬		軍			輪	
	積			真	集	大		長	限
味	制		飾	品	種				
		下	準	備	忘			番	
人		年		序	画				縁
	担	炎		車			意	録	
		内	事		校				事
書	性		陰		置		圧		
		話		衆		人		家	歴
	免		運		使		力		

リスト

得	音	夏	改	額	学	楽	気	義	許	行	金	間
故	功	口	行	公	際	資	史	実	写	者	秋	書
将	証	心	数	成	題	付	天	転	電	度	当	主
配	番	服	分	見	名	命	物	来	良	例	列	録

17

15日 漢字パーツパズル

▶漢字のパーツを組み合わせて、漢字を1字つくりましょう。

① 鳥 口 →　□

② 火 厂 →　□

③ 青 日 →　□

④ 刃 心 →　□

⑤ 夕 口 →　□

⑥ 東 糸 →　□

⑦ 豆 曲 →　□

⑧ 八 目 代 →　□

⑨ 力 田 マ →　□

⑩ 夂 亻 亠 →　□

⑪ 又 力 女 →　□

⑫ 口 刀 灬 日 →　□

16日 読み de しりとり迷路

月　　　日

正答　／17問

答え→P.126

▶例を参考に、言葉の語尾の読みがしりとりになるように、ゴールまでタテ・ヨコにマスを進みましょう。ただし、ナナメには進めません。

例　学校（がっこう）→ 雲海（うんかい）→ 印象（いんしょう）

スタート

到達	都度	童話	要約	空港
追加	土俵	少量	将来	新郎
月光	裏表	手綱	飼育	卒業
展望	天下	快活	通学	空想
演奏	海底	通訳	階層	運輸
相手	尊敬	兄弟	区域	夕食
目次	規制	意識	緊張	苦楽
修正	手品	却下	仮説	寺社
予防	印象	拡大	育児	地盤

ゴール

19

17日 漢字計算式パズル

正答 ／24問
答え→P.126

▶漢字の計算式が成り立つように、リストの漢字を空欄に当てはめましょう。

例（ 何 − 可 ）+（ 柱 − 木 ）= 住

① （ 岳 − □ ）+（ 砂 − □ ）= 岩

② （ □ − 广 ）+（ 照 − □ ）= 点

③ （ 暗 − □ ）+（ □ − 中 ）= 意

④ （ 錯 − □ ）+（ □ − 月 ）= 銅

⑤ （ 雷 − □ ）+（ □ − 艹 ）= □

⑥ （ □ − 其 ）+（ 報 − □ ）= □

⑦ （ 込 − □ ）+（ 眼 − □ ）= □

⑧ （ □ − □ ）+（ □ − 宀 ）= □

⑨ （ □ − 見 ）+（ □ − 匚 ）= □

リスト

福　目
雲　芸
幸　日
社　匠
新　忠
店　土
入　富
服　胴
昭　田
親　退
昔　少
期　丘

18日 漢字絵まちがい探し／漢字ジグソー

正答 ／2問 ／6問
答え→P.126

漢字絵 ▶ 2つの漢字で「大小」という言葉がつくられています。この中に、周囲とちがう漢字が2つ混ざっていますので、それを探し、〇で囲みましょう。

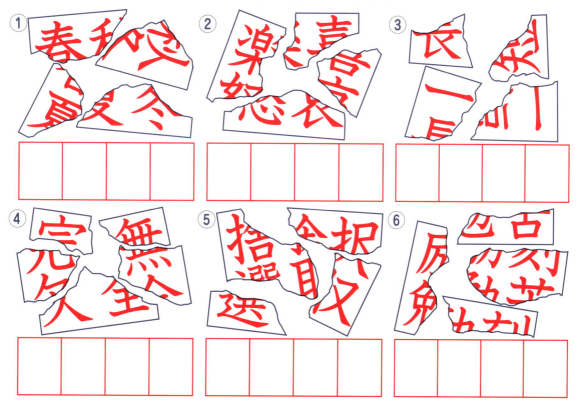

漢字ジグソー ▶ ちぎれてしまった四字熟語を答えましょう。文字の順序がバラバラなものもありますので、正しい順序で書きましょう。

19日 四字熟語ナンバーワーズ

月　日

正答
／12問

答え→P.127

▶それぞれが四字熟語になるように、①〜⑫に入る漢字をリストから選んで書きましょう。同じ数字には、同じ漢字が入ります。

リスト

転　四　八　離　起　中　滅　一　模　発　即　倒

①	苦	②	苦

七	③	②	④

主	客	③	④

①	六	時	⑥

⑤	承	③	結

曖	昧	⑦	糊

暗	⑥	⑦	索

⑧	念	⑨	⑤

⑧	触	⑩	⑨

不	⑩	不	⑪

支	⑪	⑫	烈

生	者	必	⑫

①	②	③	④	⑤	⑥	⑦	⑧	⑨	⑩	⑪	⑫

20日 共通部首 de 組み立て漢字

▶リストから共通の部首1つを選び、パーツと組み合わせて、漢字2つをつくりましょう。

共通部首リスト: 心 彳 亻 夕 門

① ☐ + 本 = ☐
　 ☐ + 立 = ☐

② ☐ + 各 = ☐
　 ☐ + 日 = ☐

③ ☐ + 相 = ☐
　 ☐ + 刃 = ☐

④ ☐ + 主 = ☐
　 ☐ + 皮 = ☐

⑤ ☐ + ト = ☐
　 ☐ + タ = ☐

21日 漢字しりとり階段

▶ヨコ→タテ→ヨコに2つの言葉が□でつながります。空いたマスには、それぞれのリストから漢字を入れて、しりとりをしましょう。

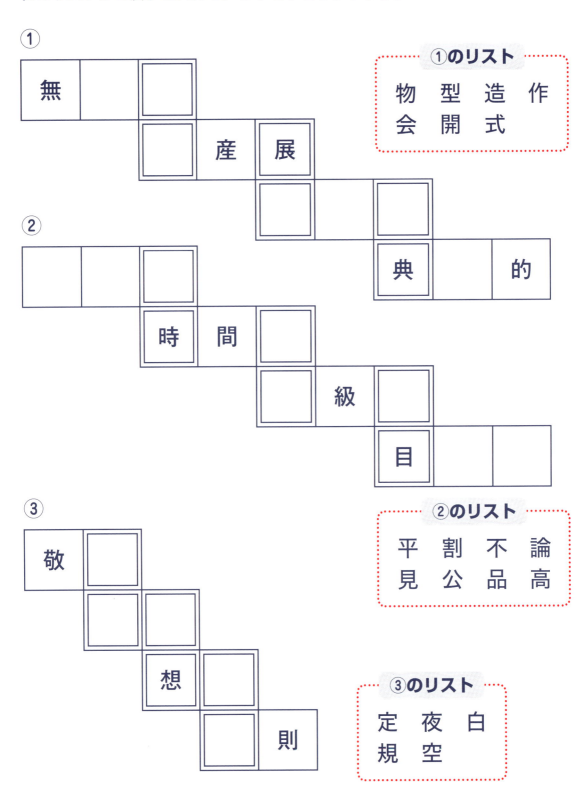

22日 難読漢字パズル

▶□にあてはまる漢字をリストから選んで書きましょう。

① ゆくえ　行□
② こがね　□金
③ おうぎ　□義

④ いくじ　意□地
⑤ かんのん　観□
⑥ でし　□子

⑦ おんど　音□
⑧ りちぎ　□儀
⑨ ぞうげ　象□

①〜⑨のリスト：頭　奥　弟　音　黄　気　牙　方　律

⑩ がてん　□点
⑪ へた　□手
⑫ こわいろ　□色

⑬ きげん　機□
⑭ やよい　弥□
⑮ たち　太□

⑯ のらねこ　野□猫
⑰ つまさき　□先
⑱ じょうちょ　情□

⑩〜⑱のリスト：合　生　刀　嫌　声　下　緒　爪　良

23日 四字熟語シークワーズ

月　日

正答　／17問

答え→P.127

▶ リストの言葉をタテ・ヨコ・ナナメの8方向から探して、「大安吉日（たいあんきちじつ）」のように線を引きましょう。その後、つかわずに残った文字を、左上から下へ順につなげ、四字熟語をつくりましょう。

大	安	吉	日	得	意	満	面
根	穏	剛	内	柔	外	満	広
無	無	美	起	聖	色	信	大
実	事	死	一	喜	人	自	無
事	回	期	百	索	怒	君	辺
生	一	発	辞	鬼	模	哀	子
会	百	連	日	連	夜	中	楽
中	麗	句	不	易	流	行	暗

見つけた言葉には☑を入れましょう。

リスト

- □広大無辺
- □外柔内剛
- □百発百中
- □自信満満
- □事実無根
- □起死回生
- □一期一会
- □安穏無事
- □暗中模索
- □聖人君子
- □喜怒哀楽
- □連日連夜
- □不易流行
- □喜色満面
- □得意満面
- □百鬼夜行

できた四字熟語

※ 言葉は右から左、下から上につながることもあります。また、1つの文字を複数の言葉で共有することもあります。

24日 漢字絵 de 四字熟語

月　日

正答　／5問

答え→P.127

▶四字熟語「花鳥風月（かちょうふうげつ）」がテーマの漢字絵です。この中に、周囲とちがう漢字が５つ混ざっていますので、それを探し、〇で囲みましょう。

〔花鳥風月〕

まちがい５か所

```
月月月月月月月月月月月月月月月月月月月月月
月月月月月月月月月月月月月月月月月月月月月
月月月月月月月月月月月月月月月月月月月月月
月月目月月月月月月月月月月月月月月月月月　　　　　　　　　　　　風風風風風風風風風
月月月月月月月月月月月月月月月月月月月　　　　　　　　　　　　　風風風風風風風風風
月月月月月月月月月月月月月　　　　　　　　　　　　　風風風風風
月月月月月月月月月月月月月　風風風風風風風風風風　　風風風風風
月月月月月月月月月月月月月　風風風風風風風風風風
月月月月月　　　　　　　　　嵐風風風風風風風風風
月月月月月　風風風風風風風風風
月月月月月　風風風風風風風風風
月月月月月　風風風風風風風風風
月月月月月　　　　　　　　　　　　　　　　　　　　　　　　　　　　　　　　花花花
月月月月月月月月月月月月月月　　　　　　　　　　　　　　　　　　　　　　花花花花花
月月月月月月月月月月月月月　　　　　　　　　鳥鳥鳥鳥　　　　　　花花花花花花花花花
月月月月月月月月月月月月　　　　　　　　鳥鳥鳥鳥鳥鳥鳥　　　　花花花花　　　花花花花
月月月月月月月月月月月　　　　　　　鳥鳥鳥鳥鳥鳥鳥鳥鳥鳥　　　花花花花　　　花花花花
月月月月月月月月月月　　　　　　　　　鳥鳥鳥鳥鳥鳥鳥鳥鳥鳥　　　花花花花花花花花花
月月月月月月月月月　　　　　　　　　　　鳥鳥鳥鳥鳥鳥鳥鳥鳥鳥　　　　花花花花花
月月月月月月月月　　　　　　　　　　　　鳥鳥鳥鳥鳥鳥鳥鳥鳥鳥　　　　　花花花
月月月月月月　　　　　　　　　　　　　　　鳥鳥鳥鳥鳥鳴鳥鳥鳥鳥　　　　　花
月月月月　　　　　　　　　　　　　　　　　鳥鳥鳥鳥鳥鳥鳥鳥鳥鳥　　　　花花
月月　　　　　　　　　　　　　　　　　　　　　鳥鳥鳥鳥鳥鳥鳥鳥鳥鳥　　　花花
　　　　　　　　　　　　　　　　　　　　　　　鳥鳥鳥鳥鳥鳥鳥鳥鳥鳥鳥鳥　　花
　　　　　花花花花花　　　　　　　　　　　　　鳥鳥鳥鳥鳥鳥鳥鳥鳥鳥鳥鳥鳥
　　　　　花花花花花　　　　　　　　　　　　　鳥鳥鳥鳥鳥鳥鳥鳥鳥鳥鳥鳥鳥鳥鳥
　　　花花花花花花花花花　　　　　　　　　　　　鳥鳥鳥鳥鳥鳥鳥鳥鳥鳥鳥鳥鳥鳥鳥鳥
　　花花花花　　　花花花花　　　　　　　　　　　　鳥鳥鳥鳥鳥鳥鳥鳥鳥鳥鳥鳥鳥鳥鳥鳥鳥
　　花花花花　　　花花花花　　　　　　　　　　　　鳥鳥鳥鳥鳥鳥鳥鳥鳥鳥鳥鳥鳥鳥鳥息鳥鳥鳥
　　花花花花　　　花花花花　　　　　　　　　　　　　鳥鳥鳥鳥鳥鳥鳥鳥鳥鳥鳥鳥鳥鳥鳥鳥鳥鳥
　　　花花花花花花花花花　　　　　　　　　　　　　　鳥鳥鳥鳥鳥鳥鳥鳥鳥鳥鳥鳥　鳥鳥鳥鳥
　　　　　花花花花花　　　花花　　　　　　　　　　　　　鳥鳥鳥鳥鳥鳥鳥鳥鳥　　　　　鳥鳥
　　　　　花花花花花　　　　花花　　　　　　　　　　　　　鳥鳥鳥鳥鳥鳥鳥　　　　　　　鳥
　　　　　　　　　　　　　　　　花花　　　　　　花花　　　　　鳥鳥
　　　　　　　　　　花花花　　　花花花　　　　花花　鳥鳥鳥鳥鳥鳥
　　　　　　　　　花花花花花　　　　　花花花花花　鳥　鳥　　　　　　花花
　　　　　　　花化花花花花花花花　　　　　花花花　　　　　　　　　　花花
　　　　　　花花花花　　　　花花花花　花花花花花花花花花花花花花花花
　　　　　　花花花花　　　　花花花花花花花花花花花花花花花花花花花
　　　　　　　花花花花花花花花花　花花
　　　　　　　　　花花花花花　　花花
　　　　　　　　　　花花花　　　花花
　　　　　　　　　　　　　　　　花花
　　　　　　　　　　　　　　　花花
　　　　　　　　　　　　　花花花
```

25日 漢字パーツパズル

月　日　　正答／12問　　答え→P.128

▶漢字のパーツを組み合わせて、漢字を1字つくりましょう。

① 虫　天　→ □

② 建　金　→ □

③ 心　秋　→ □

④ 貝　次　→ □

⑤ 舌　言　→ □

⑥ 氵　炎　→ □

⑦ 日　竹　｜　→ □

⑧ 白　水　糸　→ □

⑨ 束　馬　へ　→ □

⑩ 百　宀　イ　→ □

⑪ 儿　厶　氵　→ □

⑫ 火　言　火　→ □

26日 四字熟語の組み合わせパズル

▶カードに書かれた漢字を組み合わせて、四字熟語を3つずつつくりましょう。

①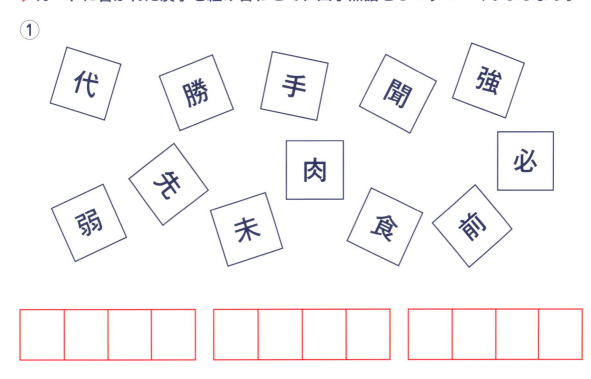

②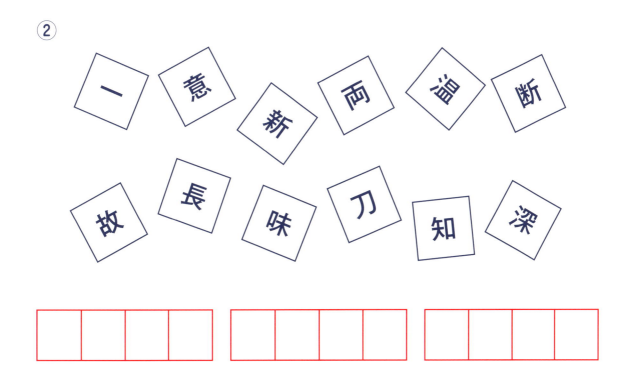

27日 漢字計算式パズル

正答 ／25問

答え→P.128

月　日

▶漢字の計算式が成り立つように、リストの漢字を空欄に当てはめましょう。

例　（ 何 － 可 ）＋（ 柱 － 木 ）＝ 住

① （ □ － 土 ）＋（ □ － 宀 ）＝ 存

② （ 開 － □ ）＋（ 彫 － □ ）＝ 形

③ （ 屈 － □ ）＋（ □ － 宀 ）＝ 届

④ （ 券 － □ ）＋（ □ － 夂 ）＝ □

⑤ （ □ － 羊 ）＋（ 郊 － □ ）＝ □

⑥ （ 話 － □ ）＋（ □ － 辶 ）＝ □

⑦ （ 該 － □ ）＋（ 割 － □ ）＝ □

⑧ （ □ － □ ）＋（ 案 － □ ）＝ □

⑨ （ 旺 － □ ）＋（ □ － 夂 ）＝ □

リスト

郡　救
在　刀
周　安
害　群
交　裁
出　舌
宙　透
門　誘
衣　改
刻　巻
言　日
栽　学
球

28日 四字熟語リングスケルトン

正答 ／17問
答え→P.128

▶あらかじめマス目にある漢字をヒントに、例のように、リストの四字熟語を時計回りに当てはめましょう。熟語の最初の文字はどこから始まるかは決まっていません。

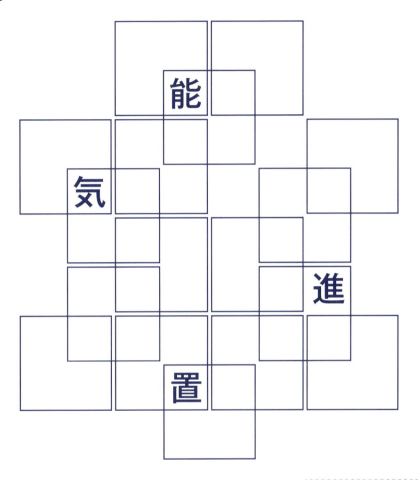

リスト

歩合制度　安全運転　試行錯誤
試合開始　意気投合　春夏秋冬
日進月歩　制御装置　伝統芸能
全知全能　小春日和　全力投球
生年月日　移行措置　仲秋名月
時代錯誤　勇気凛凛

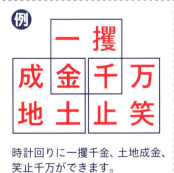

時計回りに一攫千金、土地成金、笑止千万ができます。

※四字熟語がどこからスタートするかはまちまちです。

29日 難読漢字パズル

▶ □にあてはまる漢字をリストから選んで書きましょう。

① いなか □舎　　② さっそく □速　　③ ぶしょう 不□

④ ゆいしょ □緒　　⑤ だいず 大□　　⑥ ぶあい □合

⑦ こうし □子　　⑧ くせもの □者　　⑨ じょうじゅ □就

①〜⑨のリスト　格　成　精　田　早　歩　曲　豆　由

⑩ さみだれ □月雨　　⑪ かりゅうど 狩□　　⑫ ひより □日

⑬ おもかげ □影　　⑭ くないちょう □内庁　　⑮ なや □屋

⑯ せいぼ お□暮　　⑰ ひょうし □子　　⑱ そうさい □殺

⑩〜⑱のリスト　和　面　宮　人　拍　納　歳　相　五

30日 読み de しりとり迷路

月　　日

正答 ／21問

答え→P.128

▶例を参考に、言葉の語尾の読みがしりとりになるように、ゴールまでタテ・ヨコにマスを進みましょう。ただし、ナナメには進めません。

例　学校（がっこう）→ 雲海（うんかい）→ 印象（いんしょう）

スタート

正体	意志	実務	夢中	運営
移住	柔道	訓示	右折	医術
雲海	維持	条約	空中	痛快
一様	理事	交友	処理	印象
果実	相場	銀行	和式	裏庭
対応	業務	上着	工夫	腕白
知識	紹介	技師	職業	迫力
送迎	通貨	資質	運動	空想
責務	極地	爪先	企画	句点

ゴール

33

31日 ぐるぐるしりとり／隠し文字

しりとり ▶ 右回りに読むと、□の字でしりとりになっています。空いているマスにあてはまる漢字を、リストから選んで書きましょう。

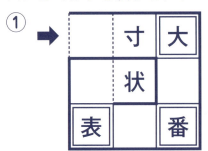

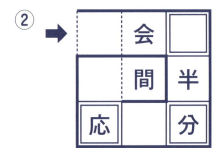

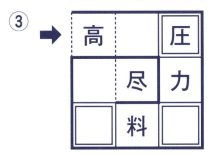

リスト

一　鍋　英　相　彰　理
話　原　接　組　気　不

隠し文字 ▶ 隠れている四字熟語を答えましょう。文字の順序がばらばらなものもありますので、正しい順序で書きましょう。

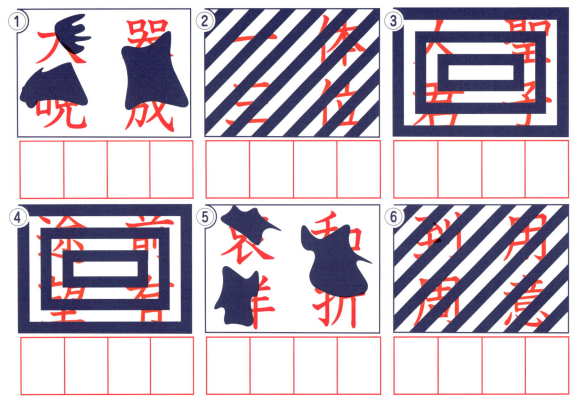

32日 共通部首 de 組み立て漢字

▶ リストから共通の部首1つを選び、パーツと組み合わせて、漢字2つをつくりましょう。

	共通部首		パーツ		完成する漢字
①		＋	番	＝	
		＋	女	＝	
②		＋	交	＝	
		＋	由	＝	
③		＋	占	＝	
		＋	予	＝	
④		＋	十	＝	
		＋	生	＝	
⑤		＋	曽	＝	
		＋	反	＝	

共通部首リスト

車　広　日　貝　宀

33日 三字熟語風車パズル

▶例のように、リストの漢字をマスに入れて、三字熟語を4つずつつくりましょう。

リスト: 一 一 格 間 技 居 計 公 子 時 心 心 人 人 世 性 代 的 分 目 用 理 料 量

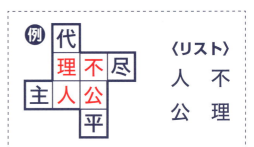

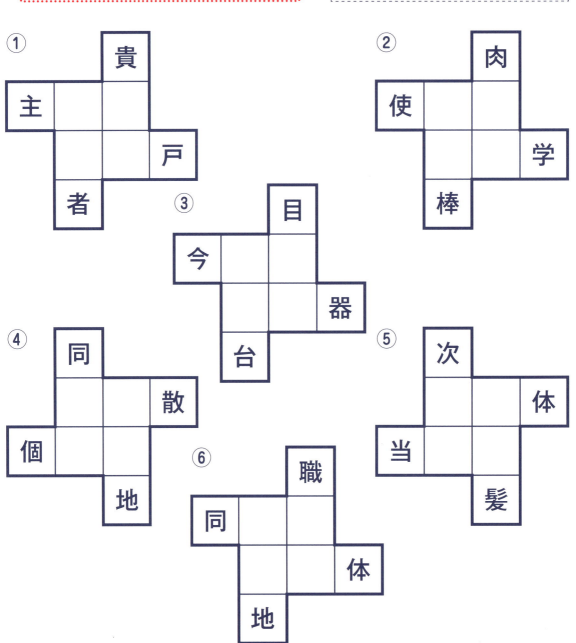

34日 四字熟語ナンバーワーズ

正答 ／11問
答え→P.129

▶それぞれが四字熟語になるように、①〜⑪に入る漢字をリストから選んで書きましょう。同じ数字には、同じ漢字が入ります。

リスト

悪　一　喜　交　全　伝　心　集　千　楽　能

①	怒	哀	②

③	統	芸	④

勧	善	懲	⑤

⑤	事	⑥	里

⑦	響	②	団

⑧	合	住	宅

⑨	①	⑨	憂

⑨	日	⑥	秋

⑦	通	安	⑩

⑩	知	⑩	④

群	⑧	⑪	理

以	⑪	③	⑪

①	②	③	④	⑤	⑥	⑦	⑧	⑨	⑩	⑪

35日 同音異字あり四字熟語

▶例のように、中央にあるふたつの空きマスには、同じ読みの異なる漢字がはいります。リストの漢字を1度ずつ使い、それぞれ四字熟語をつくりましょう。

リスト
交 作 奇 位 商 騎 公
茶 浄 常 気 投 同 品
当 無 集 唱 小 浜 意
霧 周 理 道 小 気 里

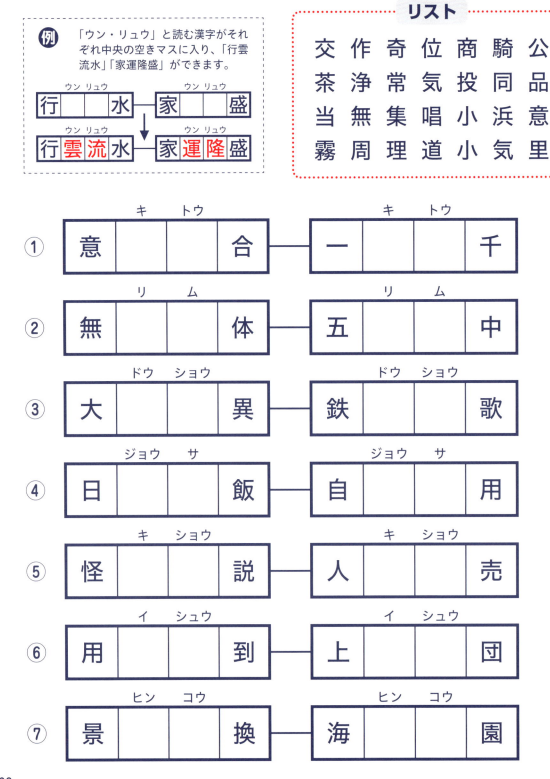

36日 漢字絵まちがい探し／慣用句パズル

漢字絵 ▶ 2つの漢字で「天下」という言葉がつくられています。この中に、周囲とちがう漢字が3つ混ざっていますので、それを探し、〇で囲みましょう。

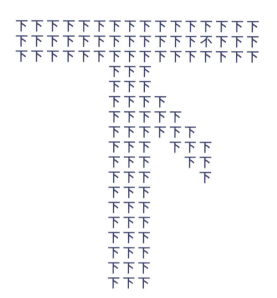

慣用句 ▶ 〔　〕にあてはまる言葉をリストから選んで慣用句をつくりましょう。

① あぶ〔　　　〕取らず

② 月夜に〔　　　〕

③ ない〔　　　〕は振れない

④ 出る〔　　　〕は打たれる

⑤ 〔　　　〕から出たさび

リスト
提灯（ちょうちん）　袖
蜂　杭（くい）
身

37日 しりとりツメクロス

月　日

正答　／57問

答え→P.130

▶リストの漢字を使って時計回りに熟語のしりとりを完成させましょう。熟語の最後の漢字と次の熟語の最初の漢字が重複する部分は□になっています。

スタート →

衣		品		方		義		文
		力		負		当	番	
裏			千		国			開
	談		質			空	行	外
画		用	所					石
	手				義	絶	理	発
重		後		大				酸
	口		照			時		行
球			民		都			平
	剛		柔			電	路	

リスト

意	一	下	化	外	間	感	共	計	権	後	行	向
号	市	止	事	事	日	車	出	勝	笑	上	進	水
正	生	接	線	選	前	想	相	速	体	体	炭	担
地	長	通	内	表	品	方	万	務	明	明	面	有
楽	理	利	料	料								

40

38日 漢字計算式パズル

月　日

正答 ／27問

答え→P.130

▶漢字の計算式が成り立つように、リストの漢字を空欄に当てはめましょう。

例（ 何 － 可 ）＋（ 柱 － 木 ）＝ 住

① （ 軌 － ☐ ）＋（ ☐ － イ ）＝ 軽

② （ ☐ － 巨 ）＋（ ☐ － 辶 ）＝ 踊

③ （ ☐ － 呂 ）＋（ 蚊 － ☐ ）＝ ☐

④ （ ☐ － 欠 ）＋（ ☐ － 竹 ）＝ ☐

⑤ （ 起 － ☐ ）＋（ ☐ － 木 ）＝ ☐

⑥ （ ☐ － 阝 ）＋（ 隻 － ☐ ）＝ ☐

⑦ （ ☐ － ☐ ）＋（ ☐ － 共 ）＝ ☐

⑧ （ 袋 － ☐ ）＋（ ☐ － ☐ ）＝ ☐

⑨ （ 閣 － ☐ ）＋（ ☐ － 氏 ）＝ ☐

リスト

紙　衣
己　径
暮　雅
館　管
距　絡
資　次
貸　赴
文　慕
門　邪
飲　営
恭　朴
又　日
通　蛍
九

39日 四字熟語シークワーズ

月　日

正答 ／16問

答え→P.130

▶リストの言葉をタテ・ヨコ・ナナメの８方向から探して、「門外不出」のように線を引きましょう。その後、つかわずに残った文字を、左上から下へ順につなげ、四字熟語をつくりましょう。

足	出	在	転	一	機	心	前
満	不	自	業	自	得	急	途
己	外	由	賛	栄	転	一	洋
自	門	自	枯	直	念	天	洋
問	画	盛	下	発	分	誠	欠
自	衰	真	起	爛	名	心	無
答	正	方	行	品	義	誠	全
有	名	無	実	漫	大	意	完

見つけた言葉には☑を入れましょう。

リスト

□有名無実　□自画自賛　□前途洋洋　□大義名分
□自己満足　□心機一転　□急転直下　□栄枯盛衰
□自問自答　□完全無欠　□一念発起　□自由自在
□品行方正　□誠心誠意　□自業自得

できた四字熟語

※　言葉は右から左、下から上につながることもあります。また、１つの文字を複数の言葉で共有することもあります。

40日 漢字しりとり階段

月　日

正答　／20問

答え→P.130

▶ヨコ→タテ→ヨコに2つの言葉が□でつながります。空いたマスには、それぞれのリストから漢字を入れて、しりとりをしましょう。

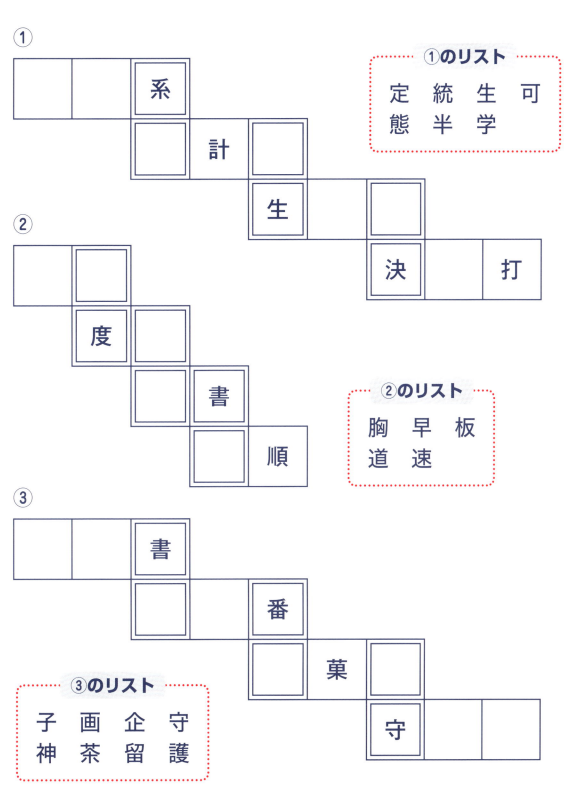

41日 漢字パーツパズル

▶漢字のパーツを組み合わせて、漢字を1字つくりましょう。

① 米 口 止 →
② 巾 廿 广 →
③ 女 欠 冫 →
④ 宀 貝 丁 →
⑤ 皿 氵 日 →
⑥ 寸 身 言 →
⑦ 夂 田 口 →
⑧ 頁 疋 日 →
⑨ 夫 貝 夫 →
⑩ 士 言 口 →
⑪ ム 云 鬼 →
⑫ 女 日 氏 →

42日 難読漢字パズル

▶□にあてはまる漢字をリストから選んで書きましょう。

① はんじょう　繁□
② じゅず　□珠
③ たんのう　□能
④ ゆり　□合
⑤ しょうにか　小□科
⑥ るす　留□
⑦ どきょう　□経
⑧ だし　□山
⑨ たづな　□綱

①〜⑨のリスト：車　児　数　盛　堪　手　百　守　読

⑩ いずも　出□
⑪ しない　□刀
⑫ さおとめ　早□女
⑬ はや　□行る
⑭ たんもの　□物
⑮ かんぱん　□板
⑯ しろうと　□人
⑰ しょうじん　精□
⑱ しばふ　芝□

⑩〜⑱のリスト：乙　進　甲　雲　流　反　竹　生　素

月　　日

43日 漢字絵 de 四字熟語

正答　　／8問

答え→P.131

▶四字熟語「馬耳東風（ばじとうふう）」がテーマの漢字絵です。この中に、周囲とちがう漢字が８つ混ざっていますので、それを探し、〇で囲みましょう。

〔馬耳東風〕

まちがい８か所

　　　　　　　　風　　　　　　　　　　　　風
　　　　　　　　風風　　　　　　　　　　　風風
　　　　　　　　風風風　　　　　　　　　　　風風
　　　　　　　　　風風風　　　　　　　　　　風風風
　　　　　　　　　　風風風風　　　　　　　　　風風風風　　　　風風
東　　　　　　　　　　風風風風風　　　　　　　　風虫風風風　風風風風
東東　　　　　　　　　　風風風風風風　風風風　　　風風風風風　風風風
東東東　　　　　　　　　　風風風風風風風風風風　　　風風風風風　風風
　東東東　　　　　　　　　　風風風風風　　風風　　　　風風風風風風風
　　東東東　　　　　　　　　　風風風風風風風風　　　　風風風風風風
　　　東東東東　　　　　　　　　風風風風風国風
　　　　東東東東東　　　　　　　　風風風風風　　　　　　耳耳耳耳耳耳耳
　　　　　東東更東東東　　東東　　　　　　　　　　　　耳耳耳耳耳耳耳耳
　　　　　　東東東東東東　東東東　　　　　　馬　馬　耳耳耳耳　耳耳耳耳
　　　　　　　東東東東東東　東東東　　　　馬　馬　耳耳耳　　耳耳耳耳耳
　　　　　　　　東東東東東東東東東　　　　馬　　耳耳耳　　耳耳耳耳耳
東　　　　　　　　東東東東東東東　　　馬馬　　耳耳耳　　耳耳耳耳耳
東東　　　　　　　　東東東東東　　　　馬　　耳耳耳　　耳耳耳目耳
東東東東　　東東　　　　　　　　　馬馬　　馬馬耳耳　耳耳耳耳耳　馬
東東東東東　東東東　　　　　　馬馬　　　馬馬馬耳耳耳耳耳耳耳馬馬　馬
　東東東東東　東東東　　　馬馬　　　　馬馬馬馬馬耳耳耳耳耳　　　　　馬
　　東東東東東東東東　　　馬　　　馬馬馬馬馬馬馬馬耳耳耳耳　　　　　馬馬
　　　東東東東東東　　　馬　　　馬馬馬馬馬馬馬馬馬馬馬馬馬　　　　　　馬
　　　　東東東東　　馬馬　　馬馬馬馬馬馬馬馬馬馬馬馬馬馬馬馬　　　　　　馬
　　　　　　　　　馬　　　馬馬馬馬馬馬馬馬馬馬馬馬馬馬馬馬馬馬　　　　　　馬
　　　　　　　馬馬　　馬馬馬馬馬馬馬馬馬馬馬馬馬馬馬馬馬馬馬馬馬　　　　　馬
　　　　　　馬　　　馬馬馬馬馬馬馬馬馬馬馬馬馬馬馬馬馬馬馬馬馬馬馬馬　　　馬
　　　　　馬馬　　馬馬馬馬馬馬馬馬馬馬馬馬馬馬馬馬馬馬馬馬馬馬馬馬馬馬馬　馬
　　　馬馬　　馬馬馬馬馬馬馬馬馬馬馬馬馬馬馬馬馬馬馬馬馬　馬馬馬馬馬馬馬馬馬
　馬馬　　　馬馬馬馬馬馬馬馬馬馬馬馬馬馬馬馬馬馬馬馬馬馬　　馬馬馬馬馬馬　馬
馬　　　馬馬馬馬馬馬馬馬馬馬馬馬馬馬馬易馬馬馬馬馬馬馬馬馬馬　　馬馬馬馬
　　　馬馬馬馬馬馬馬馬馬馬馬馬馬馬馬馬馬馬馬馬馬馬馬馬馬馬馬馬馬馬馬
　馬馬馬馬馬馬馬馬馬馬馬馬馬馬馬馬馬馬馬馬馬馬馬馬馬馬馬馬馬馬馬馬馬馬馬
馬馬馬馬馬馬馬馬馬馬馬馬馬馬馬馬馬馬馬馬馬馬馬　馬馬馬馬馬馬馬馬馬馬馬馬馬
馬馬馬馬馬馬馬馬馬馬馬馬馬馬馬馬馬馬馬馬馬馬馬　　馬馬馬馬馬馬馬馬馬馬馬馬
馬馬馬馬馬馬馬馬馬馬馬馬馬馬馬馬馬馬馬馬馬馬馬　　　馬馬馬馬馬馬馬馬馬馬馬
馬馬馬馬馬馬馬馬馬馬馬馬馬馬馬馬馬馬馬馬馬馬馬　　　　馬馬馬馬馬馬魚馬馬馬
馬馬馬馬馬馬鳥馬馬馬馬馬馬馬馬馬馬馬馬馬馬馬　　　　　馬馬馬馬馬　馬馬馬
馬馬馬馬馬馬馬馬馬馬馬馬馬馬馬馬馬馬馬馬馬馬　　　　　馬馬馬馬馬　馬馬馬
馬馬馬馬馬馬馬馬馬馬馬馬馬馬馬馬馬馬馬馬馬馬　　　　　　馬馬馬馬馬馬馬馬
馬馬馬馬馬馬馬馬馬馬馬馬馬馬馬馬馬馬馬馬馬馬　　　　　　馬馬馬馬馬馬馬
馬馬馬馬馬馬馬馬馬馬馬馬馬馬馬馬馬馬馬馬馬馬　　　　　　　　馬馬馬馬
馬馬馬馬馬馬馬馬馬馬馬馬馬馬馬馬馬馬馬馬馬馬
馬馬馬馬馬馬馬馬馬馬馬馬馬馬馬馬馬馬馬馬馬馬

44日 読み de しりとり迷路

月　日

正答 ／23問

答え→P.131

▶例を参考に、言葉の語尾の読みがしりとりになるように、ゴールまでタテ・ヨコにマスを進みましょう。ただし、ナナメには進めません。

> 例　学校（がっこう）→ 雲海（うんかい）→ 印象（いんしょう）

スタート

証拠	商売	通過	解消	接続
構成	委託	靴下	退出	収納
偉大	卓上	大義	通称	裏側
異国	遅刻	額縁	運河	概要
強者	区別	着実	街灯	多大
華美	追加	通常	微熱	痛快
微細	印紙	率直	口火	猪
偉業	始発	基礎	美味	系列
宇宙	羽化	快適	密封	運搬

ゴール

47

45日 四字熟語リングスケルトン

▶あらかじめマス目にある漢字をヒントに、例のように、リストの四字熟語を時計回りに当てはめましょう。熟語の最初の文字はどこから始まるかは決まっていません。

正答 ／18問
答え→P.131

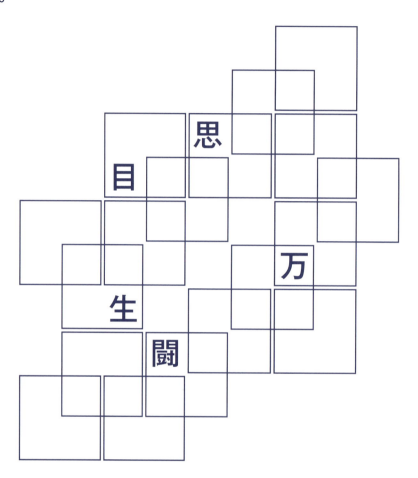

リスト

一生懸命　苦肉之策　奇貨可居
万古不易　門外不出　悪事千里
奇想天外　不可抗力　金融政策
悪戦苦闘　思慮分別　真一文字
黄金時代　永字八法　千差万別
末法思想　絶体絶命　岡目八目

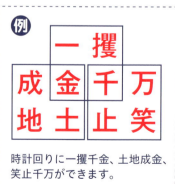

時計回りに一攫千金、土地成金、笑止千万ができます。

※四字熟語がどこからスタートするかはまちまちです。

月　日

46日 しりとりツメクロス

正答　／58問

答え→P.131

▶リストの漢字を使って時計回りに熟語のしりとりを完成させましょう。熟語の最後の漢字と次の熟語の最初の漢字が重複する部分は⬚になっています。

→

スタート

	期		会		室		緒		
物		交		気		風			材
		女			月			車	
会	国		距		乳		木		
		車		金					剛
記				機	勤	住	端	
	挽	上	販		車			康
		水			便		当	
説	名	社		談		衛		
		想		業			画		面

リスト

上	一	一	会	回	神	関	関	間	換	帰	着	機
議	極	見	見	健	工	座	作	子	質	実	者	書
食	診	図	正	星	扇	草	像	造	題	宅	断	駐
通	電	内	内	配	売	物	防	無	明	融	誉	用
利	離	力	両	路	話							

49

47日 共通部首 de 組み立て漢字

▶ リストから共通の部首1つを選び、パーツと組み合わせて、漢字2つをつくりましょう。

共通部首リスト：目 儿 攵 宀 亻

① 　 ＋ 口 ＝ 　　　　＋ 旧 ＝

② 　 ＋ 方 ＝ 　　　　＋ 正 ＝

③ 　 ＋ 可 ＝ 　　　　＋ 足 ＝

④ 　 ＋ 童 ＝ 　　　　＋ 兆 ＝

⑤ 　 ＋ 示 ＝ 　　　　＋ 呂 ＝

48日 四字熟語ナンバーワーズ

月　日

正答　／9問

答え→P.131

▶それぞれが四字熟語になるように、①～⑨に入る漢字をリストから選んで書きましょう。同じ数字には、同じ漢字が入ります。

リスト

波　三　主　高　機　球　万　来　菜

贅	沢	①	昧

①	日	坊	②

②	義	②	張

一	汁	①	④

③	原	野	④

琉	⑤	諸	島

③	校	⑤	児

⑥	乱	⑦	丈

⑦	国	共	通

危	⑧	一	髪

千	客	⑦	⑨

好	⑧	到	⑨

①	②	③	④	⑤	⑥	⑦	⑧	⑨

49日 ぐるぐるしりとり／漢字ジグソー

正答 ／12問 ／6問
答え→P.132

しりとり ▶右回りに読むと、☐の字でしりとりになっています。空いているマスにあてはまる漢字を、リストから選んで書きましょう。

①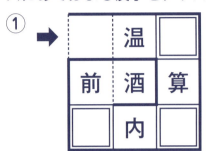

②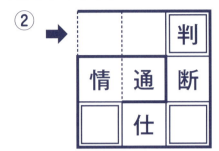

③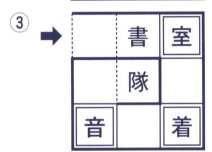

リスト
信　談　機　力　体　図
食　内　事　楽　計　直

漢字ジグソー ▶ちぎれてしまった四字熟語を答えましょう。文字の順序がバラバラなものもありますので、正しい順序で書きましょう。

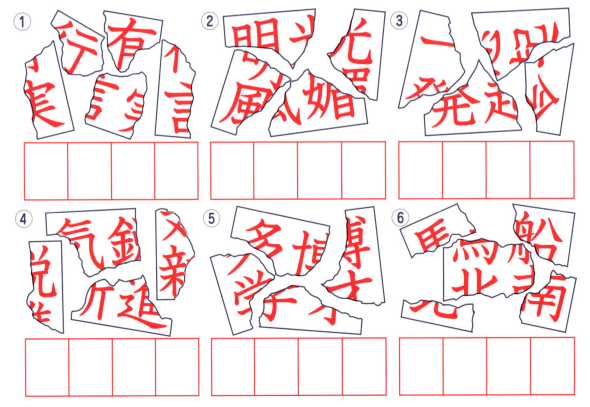

50日 三字熟語風車パズル

▶例のように、リストの漢字をマスに入れて、三字熟語を4つずつつくりましょう。

リスト: 圧 一 意 化 気 気 金 源 庫 散 水 船 造 大 団 地 値 電 本 無 文 量 力 力

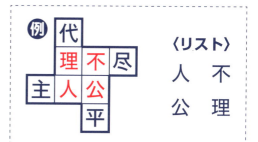

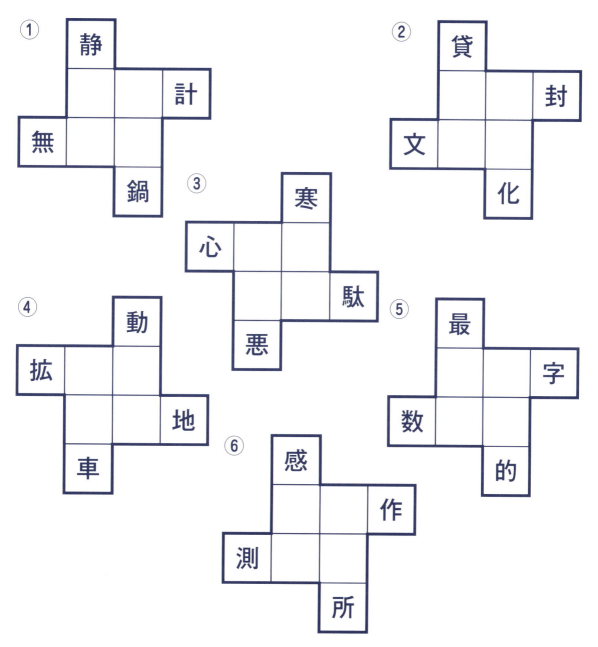

51日 漢字絵まちがい探し／慣用句パズル

正答 ／3問 ／5問

答え→P.132

漢字絵 ▶ 2つの漢字で「休日」という言葉がつくられています。この中に、周囲とちがう漢字が3つ混ざっていますので、それを探し、〇で囲みましょう。

慣用句 ▶ 〔　　〕にあてはまる言葉をリストから選んで慣用句をつくりましょう。

① 帯に短し〔　　　　　〕に長し

② 〔　　　　　〕の美を飾る

③ 〔　　　　　〕は寝て待て

④ 伝家の〔　　　　　〕

⑤ 寄らば〔　　　　　〕の陰

リスト

大樹　果報
襷(たすき)　宝刀
有終

54

52日 四字熟語の組み合わせパズル

正答 ／6問
答え→P.132

▶カードに書かれた漢字を組み合わせて、四字熟語を3つずつつくりましょう。

①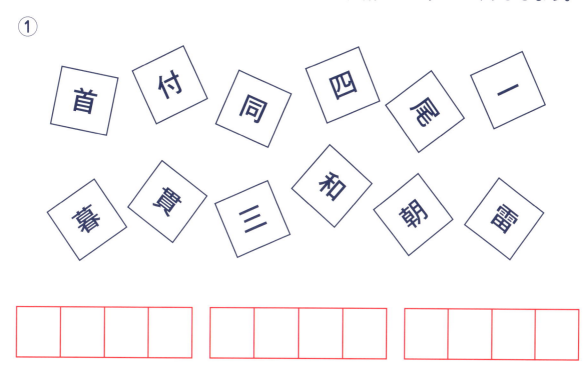

②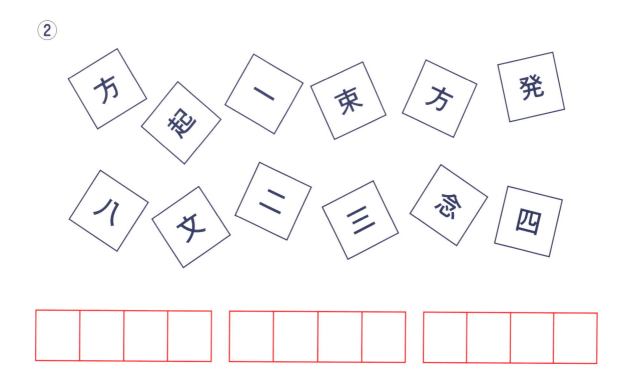

月　日

53日 しりとりツメクロス

正答 ／60問

答え→P.132

▶リストの漢字を使って時計回りに熟語のしりとりを完成させましょう。熟語の最後の漢字と次の熟語の最初の漢字が重複する部分は□になっています。

スタート →

青	□	模	□	□	会	□	会	□
□		日		□	学	□	□	形
□		留	□	□	利	□	野	□
間	一	□	□	金	□	役	□	字
□	□	海	□	近	□	□	種	□
□	□	□	陸	□	地	□	□	放
条	得	地	暖	□	室	□	□	□
□	□	着	愛	相	□	相	大	別
□	機	□	報	□	□	対	□	
品	□	宝	□	□	師	□	理	席

リスト

油	温	下	会	関	旗	距	金	金	首	現	原	子
菜	材	子	子	至	思	社	習	塾	書	所	所	象
情	飾	心	心	生	星	税	送	足	空	断	中	賃
手	弟	敵	冬	道	便	不	封	文	本	幕	文	目
郵	有	様	曜	容	離	料	料					

54日 四字熟語シークワーズ

月　　日

正答 ／17問

答え→P.132

▶ リストの言葉をタテ・ヨコ・ナナメの８方向から探して、「千差万別」のように線を引きましょう。その後、つかわずに残った文字を、左上から下へ順につなげ、四字熟語をつくりましょう。

起	油	好	機	到	来	破	千
動	承	断	尽	無	横	縦	差
艱	一	転	大	胆	不	敵	万
恨	難	挙	結	敵	苦	目	別
尾	多	辛	一	八	博	八	分
徹	途	情	苦	学	覧	目	慮
頭	前	四	多	顔	強	岡	思
徹	一	才	新	聞	記	事	笑

見つけた言葉には☑を入れましょう。

リスト

☐博覧強記　☐起承転結　☐徹頭徹尾　☐一挙一動
☐好機到来　☐博学多才　☐縦横無尽　☐大胆不敵
☐思慮分別　☐前途多難　☐四苦八苦　☐岡目八目
☐油断大敵　☐艱難辛苦　☐多情多恨　☐新聞記事

※　言葉は右から左、下から上につながることもあります。また、１つの文字を複数の言葉で共有することもあります。

できた四字熟語

55日 漢字しりとり階段

▶ヨコ→タテ→ヨコに2つの言葉が□でつながります。空いたマスには、それぞれのリストから漢字を入れて、しりとりをしましょう。

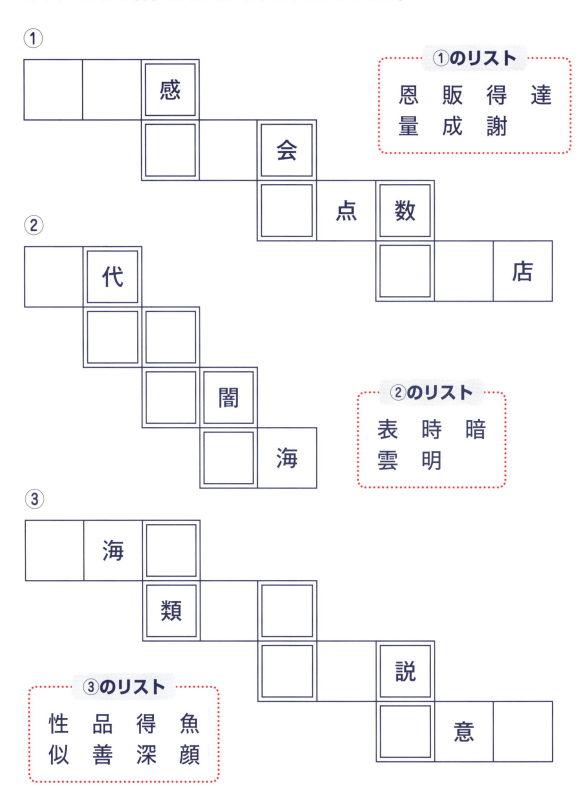

56日 漢字パーツパズル

▶漢字のパーツを組み合わせて、漢字を1字つくりましょう。

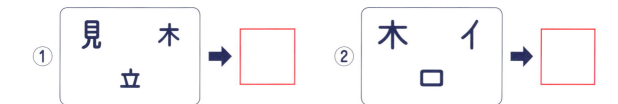

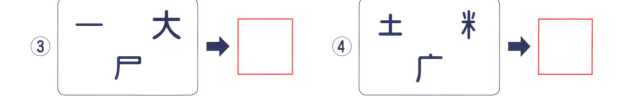

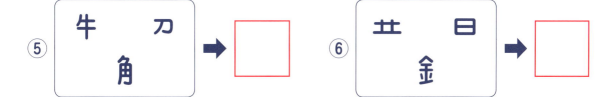

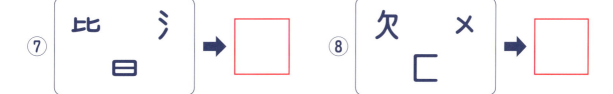

57日 読み de しりとり迷路

月　日

正答　／17問

答え→P.133

▶例を参考に、言葉の語尾の読みがしりとりになるように、ゴールまでタテ・ヨコにマスを進みましょう。ただし、ナナメには進めません。

例　学校（がっこう）→ 雲海（うんかい）→ 印象（いんしょう）

スタート

操縦	運輸	雄大	依頼	雷鳴
状況	由来	異義	引率	忠告
審理	緯度	印章	通訳	雲間
明朝	比較	性能	駆除	満喫
賛同	組曲	絵画	遊泳	梅雨
系統	究極	大儀	幾多	浴衣
俳句	学資	銀河	大漁	告白
和装	平日	合併	岩肌	団子
操作	任務	移動	段階	語源

ゴール

58日 漢字絵 de 四字熟語

月　日

正答　／5問

答え→P.133

▶四字熟語「呉越同舟（ごえつどうしゅう）」がテーマの漢字絵です。この中に、周囲とちがう漢字が5つ混ざっていますので、それを探し、○で囲みましょう。

〔呉越同舟〕

まちがい
5か所

同
同
同　同　同同
同同同同同同同同同同同同同
同同同同同　同同同同同同同同
同同同同　同同同同同同同同
同同同　同同同同同同同同同
同　同同　同同同同同同同　同
同同　同同
同同同同　同同同同同同同同同
同同同同　同同同同同同同同同
同同同同　同同同同同同同同同
同同同同　同同同同同同同同同
同同同同同　同同同同同同同同同
呉呉呉　同回同同　同同同同同同同同同同　越越越
呉呉呉　同　同同同　越越越
呉呉呉　同同同同　同同同同同同同同　越越越
呉呉呉呉呉　同同同同　同同同同同同同　越越越越越
呉呉呉呉呉　同同同同同　同同同同同同同　越越越越越
呉呉呉呉呉　同同同同　同同同同同同同同　越越越越越
呉呉呉呉呉　同　同同　同同同同同　同　超越越越越
呉呉呉呉呉　同同　同同同　越越越越越
呉呉呉呉呉　同同同同　同同同同同同同同　越越越越越
呉呉呉呉呉　同同同同　同同同同同同同同　越越越越越
呉呉呉呉呉　同同同同　同同同同同同同　越越越越越
舟舟舟　呉呉呉呉呉　同同同同　同同同同同同同　越越越越越　舟舟舟
舟舟舟舟　呉呉呉呉追　同同同同　同同同同同同同　越越越越越　舟舟舟舟
舟舟舟舟舟舟舟舟舟舟舟舟舟舟舟舟舟舟舟舟舟舟舟舟舟舟舟舟舟舟舟舟舟舟舟舟舟
舟舟舟舟舟舟舟舟舟舟舟舟舟舟舟舟舟舟舟舟舟舟舟舟舟舟舟舟舟舟舟舟舟舟
舟舟舟舟舟舟舟舟舟舟舟舟舟舟舟舟舟舟白舟舟舟舟舟舟舟舟舟舟舟舟舟舟舟
舟舟舟舟舟舟舟舟舟舟舟舟舟舟舟舟舟舟舟舟舟舟舟舟舟舟舟舟舟舟舟舟舟舟
舟舟舟舟舟舟舟舟舟舟舟舟舟舟舟舟舟舟舟舟舟舟舟舟舟舟舟舟舟舟舟舟舟
舟舟舟舟舟舟舟舟舟舟舟舟舟舟舟舟舟舟舟舟舟舟舟舟舟舟舟舟舟舟丹舟舟
舟舟舟舟舟舟舟舟舟舟舟舟舟舟舟舟舟舟舟舟舟舟舟舟舟舟舟舟舟舟舟

波波波波波　波波波波波
波波　波波波　波波　波波　波波波　波波
波波波波波　波波波波波

波波波波波
波波　波波波　波波
波波波波波

59日 漢字計算式パズル

正答 ／27問

答え→P.133

月　日

▶漢字の計算式が成り立つように、リストの漢字を空欄に当てはめましょう。

例 （ 何 － 可 ）＋（ 柱 － 木 ）＝ 住

① （ □ － 田 ）＋（ 駅 － □ ）＝ 釈

② （ □ － 木 ）＋（ □ － 扌 ）＝ 省

③ （ □ － 斤 ）＋（ □ － □ ）＝ 扉

④ （ 閑 － □ ）＋（ □ － 忄 ）＝ □

⑤ （ □ － 頁 ）＋（ 店 － □ ）＝ □

⑥ （ □ － 阝 ）＋（ 烈 － □ ）＝ □

⑦ （ 許 － □ ）＋（ □ － 頁 ）＝ □

⑧ （ □ － 尺 ）＋（ □ － □ ）＝ □

⑨ （ □ － □ ）＋（ 慈 － □ ）＝ □

リスト

量　順
悦　午
木　磁
昼　都
包　抄
煮　所
序　心
占　馬
番　砲
閲　訓
相　予
預　列
野　車
輩

60日 四字熟語リングスケルトン

正答 ／18問
答え→P.133

▶あらかじめマス目にある漢字をヒントに、例のように、リストの四字熟語を時計回りに当てはめましょう。熟語の最初の文字はどこから始まるかは決まっていません。

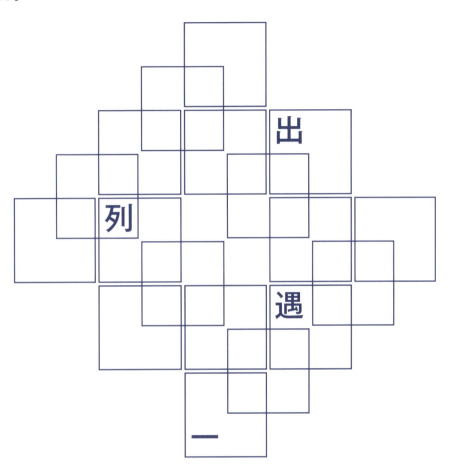

リスト

一方通行　　安寧秩序　　五里霧中
百発百中　　一切合切　　一念通天
懇切丁寧　　夜行列車　　十年一昔
一望千里　　千載一遇　　連日連夜
名実一体　　議論百出　　丁丁発止
連帯責任　　旭日昇天　　年功序列

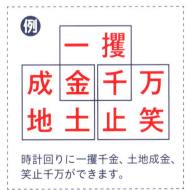

時計回りに一攫千金、土地成金、笑止千万ができます。

※四字熟語がどこからスタートするかはまちまちです。

61日 同音異字あり四字熟語

正答 /28問
答え→P.134

▶例のように、中央にあるふたつの空きマスには、同じ読みの異なる漢字がはいります。リストの漢字を1度ずつ使い、それぞれ四字熟語をつくりましょう。

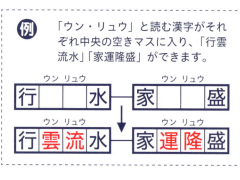

リスト

大 会 資 志 四 広 宣
戦 護 定 子 子 条 環
死 市 動 語 寒 海 代
貫 回 資 看 交 道 開

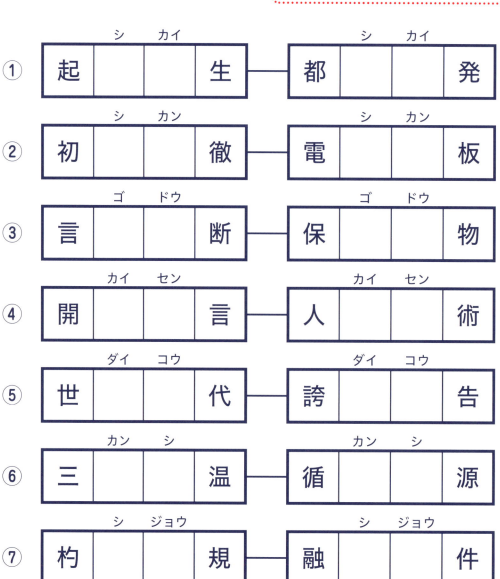

62日 難読漢字パズル

▶□にあてはまる漢字をリストから選んで書きましょう。

① つきやま　□山
② みぞう　未曽□
③ あすか　□鳥
④ にんじん　人□
⑤ ふぜい　風□
⑥ たぐ　□繰る
⑦ うなばら　□原
⑧ さいさき　□先
⑨ かっせん　□戦

①〜⑨のリスト： 合　海　幸　情　築　手　飛　参　有

⑩ めんぼく　面□
⑪ こんじゃく　今□
⑫ ふぶき　吹□
⑬ だいり　□裏
⑭ なこうど　□人
⑮ しっぽ　□尾
⑯ さんみ　三□
⑰ みけん　□間
⑱ ねんぐ　年□

⑩〜⑱のリスト： 内　位　尻　仲　眉　貢　昔　目　雪

63日 四字熟語シークワーズ

月　日

正答　／17問

答え→P.134

▶リストの言葉をタテ・ヨコ・ナナメの８方向から探して、「単刀直入（たんとうちょくにゅう）」のように線を引きましょう。その後、つかわずに残った文字を、左上から下へ順につなげ、四字熟語をつくりましょう。

入	直	刀	単	解	分	中	空
民	半	官	半	五	文	是	理
試	信	知	分	三	即	行	空
倒	半	五	束	色	一	老	論
絶	疑	二	成	意	切	若	量
腹	錯	晩	味	礎	合	男	無
抱	器	深	琢	誤	切	女	慨
大	長	磨	中	夢	我	無	感

見つけた言葉には☑を入れましょう。

リスト

□感慨無量　□二束三文　□一切合切　□大器晩成

□半信半疑　□無我夢中　□抱腹絶倒　□色即是空

□半知半解　□老若男女　□意味深長　□五分五分

□半官半民　□空理空論　□切磋琢磨　□空中分解

※　言葉は右から左、下から上につながることもあります。また、１つの文字を複数の言葉で共有することもあります。

できた四字熟語

64日 共通部首 de 組み立て漢字

▶リストから共通の部首1つを選び、パーツと組み合わせて、漢字2つをつくりましょう。

共通部首リスト： リ　ネ　广　冫　礻

① ☐ + 単 = ☐
　 ☐ + 兄 = ☐

② ☐ + 木 = ☐
　 ☐ + 郎 = ☐

③ ☐ + 果 = ☐
　 ☐ + 谷 = ☐

④ ☐ + 害 = ☐
　 ☐ + 岡 = ☐

⑤ ☐ + 東 = ☐
　 ☐ + 疑 = ☐

65日 しりとりツメクロス

月　日

正答 ／60問

答え→P.134

▶ リストの漢字を使って時計回りに熟語のしりとりを完成させましょう。熟語の最後の漢字と次の熟語の最初の漢字が重複する部分は□になっています。

スタート →

	往		往		切		号		
末		倒		候			全		手
		家		務		在		欠	
標			礼		作				
	稽			全		地	務	手	
骨		謡	家		体				
	唐				異			風	
		守				鑑			
転	天			未		人		光	帆
	縁		縁		場		長		

リスト

合　安　印　右　歌　外　格　勝　完　観　奇　起　儀
客　曲　曲　勤　結　荒　古　左　作　先　産　子　事
事　順　所　承　証　消　人　跡　船　像　太　地　丁
転　踏　動　内　破　符　復　補　法　目　本　入　前
満　民　無　無　明　野　露　立

66日 四字熟語ナンバーワーズ

月　日

正答 ／11問

答え→P.134

▶それぞれが四字熟語になるように、①〜⑪に入る漢字をリストから選んで書きましょう。同じ数字には、同じ漢字が入ります。

リスト

試　方　分　鬼　合　行　換　疑　化　半　日

| 冗 | 談 | ① | ② |

| 親 | 善 | ③ | ④ |

| 猿 | 蟹 | ④ | 戦 |

| ⑤ | 本 | 文 | ⑥ |

| 千 | 変 | 万 | ⑥ |

| ③ | ⑦ | 錯 | 誤 |

| 神 | 出 | ⑧ | 没 |

| 一 | ⑨ | 通 | ⑦ |

| ⑩ | 心 | 暗 | ⑧ |

| ⑨ | 向 | 転 | ⑪ |

| ① | 信 | ① | ⑩ |

| 交 | ⑪ | ⑤ | 記 |

①	②	③	④	⑤	⑥	⑦	⑧	⑨	⑩	⑪

69

67日 ぐるぐるしりとり

しりとり ▶ 右回りに読むと、□の字でしりとりになっています。空いているマスにあてはまる漢字を、リストから選んで書きましょう。

①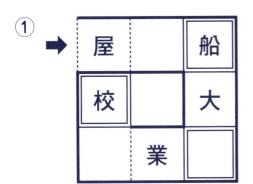

②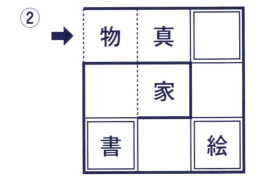

③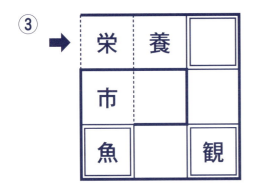

①〜③のリスト

道　賞　高　顔　形　場
値　葉　閲　似　工　価

④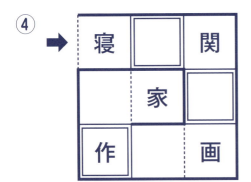

⑤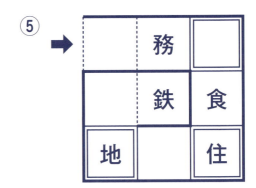

⑥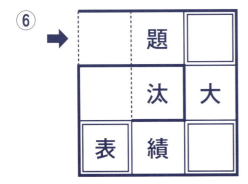

④〜⑥のリスト

曲　集　衣　下　問　相
成　沙　宅　図　工　作

月　　日	正答 /29問

68日 漢字計算式パズル

答え→P.135

▶漢字の計算式が成り立つように、リストの漢字を空欄に当てはめましょう。

例（何 － 可 ）＋（ 柱 － 木 ）＝ 住

① （ □ － イ ）＋（ □ － □ ）＝ 迎

② （ □ － 寸 ）＋（ 禁 － □ ）＝ 宗

③ （ □ － イ ）＋（ □ － 土 ）＝ □

④ （ 掌 － □ ）＋（ □ － 反 ）＝ □

⑤ （ □ － 辶 ）＋（ 帳 － □ ）＝ □

⑥ （ 農 － □ ）＋（ 召 － □ ）＝ □

⑦ （ □ － 氵 ）＋（ □ － □ ）＝ □

⑧ （ 希 － □ ）＋（ □ － □ ）＝ □

⑨ （ □ － 广 ）＋（ □ － □ ）＝ □

リスト

封　佳
刈　販
布　曲
庁　町
判　賞
唇　帥
林　追
津　仰
長　力
白　迫
半　付
符　筆
守　男
刀　寺
手

69日 四字熟語シークワーズ

月　日

正答　／17問

答え→P.135

▶リストの言葉をタテ・ヨコ・ナナメの８方向から探して、「玉石混交（ぎょくせきこんこう）」のように線を引きましょう。その後、つかわずに残った文字を、左上から下へ順につなげ、四字熟語をつくりましょう。

交	鳥	晴	木	草	川	山	公
混	二	温	厚	篤	実	耕	明
石	石	絶	体	絶	命	純	正
玉	一	同	猪	心	雨	真	大
退	心	突	専	以	正	無	人
一	猛	意	心	銘	読	垢	美
進	一	伝	凛	凛	気	勇	方
一	心	不	乱	臂	六	面	八

見つけた言葉には☑を入れましょう。

リスト

- □八方美人
- □一心同体
- □猪突猛進
- □山川草木
- □公明正大
- □以心伝心
- □温厚篤実
- □一意専心
- □勇気凛凛
- □一石二鳥
- □八面六臂
- □正真正銘
- □一心不乱
- □絶体絶命
- □一進一退
- □純真無垢

※　言葉は右から左、下から上につながることもあります。また、１つの文字を複数の言葉で共有することもあります。

できた四字熟語

70日 隠し文字／慣用句パズル

隠し文字 ▶ 隠れている四字熟語を答えましょう。文字の順序がばらばらなものもありますので、正しい順序で書きましょう。

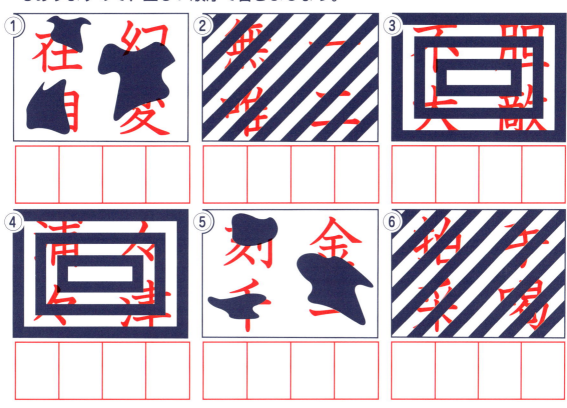

慣用句 ▶ 〔　〕にあてはまる言葉をリストから選んで慣用句をつくりましょう。

① 〔　　　〕の一声

② 〔　　　〕の目鷹の目

③ 〔　　　〕の甲より年の劫

④ 〔　　　〕心あれば水心

⑤ 〔　　　〕の子を散らす

リスト
鵜　亀　蜘蛛　魚　鶴

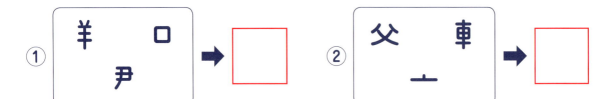

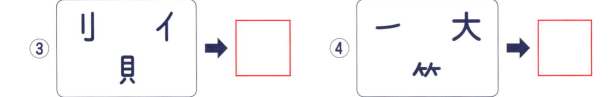

▶漢字のパーツを組み合わせて、漢字を1字つくりましょう。

① 羊 口 尹 ➡ □

② 父 車 ー ➡ □

③ リ イ 貝 ➡ □

④ 一 大 竹 ➡ □

⑤ 勹 口 日 ➡ □

⑥ 木 止 厂 木 ➡ □

⑦ 彡 日 京 ➡ □

⑧ 木 糸 品 ➡ □

⑨ 日 立 郷 ➡ □

⑩ 木 雨 目 ➡ □

⑪ 金 巾 白 ➡ □

⑫ 甾 日 貝 ➡ □

72 ぐるぐるしりとり

しりとり ▶右回りに読むと、□の字でしりとりになっています。空いているマスにあてはまる漢字を、リストから選んで書きましょう。

①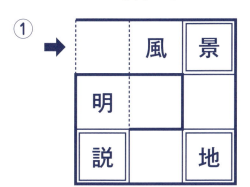

②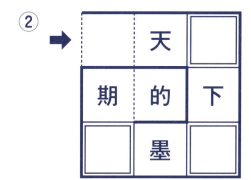

③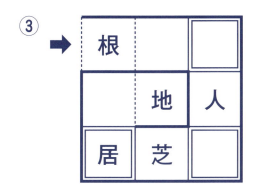

①〜③のリスト
水　心　殺　類　新　菜
勝　地　書　画　動　猿

④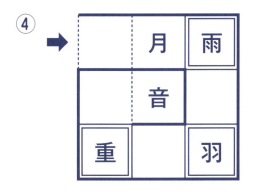

⑤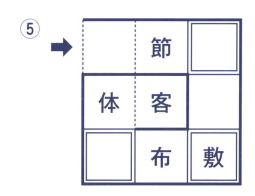

⑥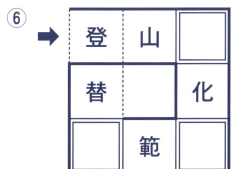

④〜⑥のリスト
呂　案　合　風　五　代
二　団　季　低　師　道

73日 漢字絵 de 四字熟語

月　日

正答　／6問

答え→P.136

▶四字熟語「竜頭蛇尾（りゅうとうだび）」がテーマの漢字絵です。この中に、周囲とちがう漢字が6つ混ざっていますので、それを探し、〇で囲みましょう。

〔竜頭蛇尾〕

まちがい
6か所

74日 四字熟語リングスケルトン

▶あらかじめマス目にある漢字をヒントに、例のように、リストの四字熟語を時計回りに当てはめましょう。熟語の最初の文字はどこから始まるかは決まっていません。

正答 ／24問
答え→P.136

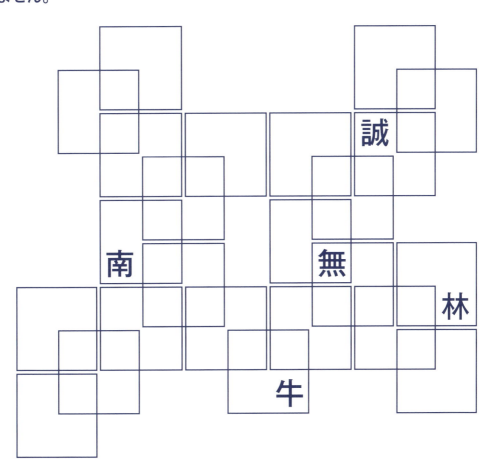

リスト

創意工夫　王政復古　西方浄土
東奔西走　緑林白波　六根清浄
牛飲馬食　世道人心　馬耳東風
自画自賛　一日千秋　古今東西
粗衣粗食　同工異曲　清風明月
自作自演　自由奔放　天衣無縫
無理非道　青天白日　誠心誠意
人海戦術　東西南北　賛否両論

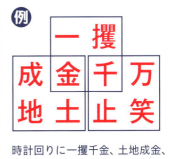

時計回りに一攫千金、土地成金、笑止千万ができます。

※四字熟語がどこからスタートするかはまちまちです。

75日 漢字しりとり階段

正答 /20問
答え→P.136

▶ヨコ→タテ→ヨコに2つの言葉が□でつながります。空いたマスには、それぞれのリストから漢字を入れて、しりとりをしましょう。

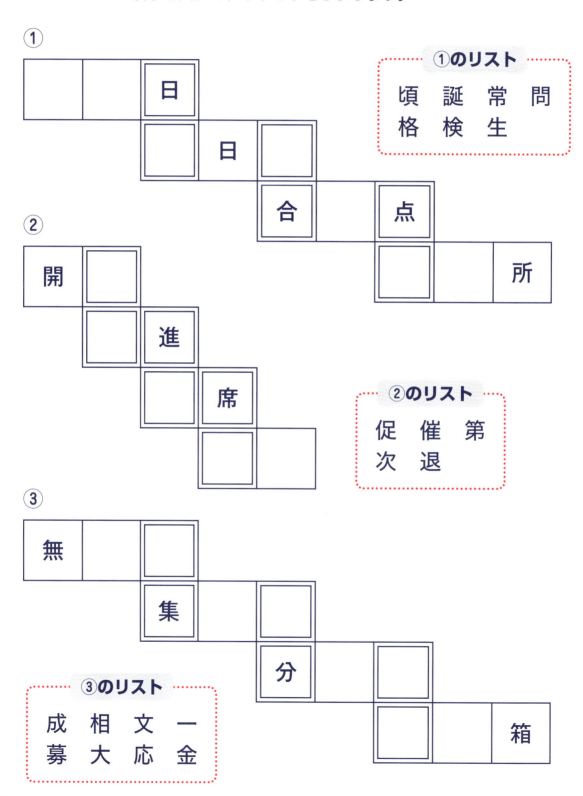

月　日

76日 漢字計算式パズル

正答
／26問

答え→P.136

▶漢字の計算式が成り立つように、リストの漢字を空欄に当てはめましょう。

例 （ 何 － 可 ）＋（ 柱 － 木 ）＝ 住

リスト

戻　及　求　士　比　皇　藻　田　救　尺
柔　石　厘　門　磨　頃　心　務　百　里
涙　任　歴　操　正　日

① （ 聞 － □ ）＋（ 吉 － □ ）＋（ □ － 白 ）＝ 聖

② （ 駅 － □ ）＋（ 旬 － □ ）＋（ 吸 － □ ）＝ 駒

③ （ □ － 上 ）＋（ □ － 日 ）＋（ 賃 － □ ）＝ □

④ （ 芯 － □ ）＋（ □ － □ ）＋（ □ － 扌 ）＝ □

⑤ （ □ － 木 ）＋（ □ － □ ）＋（ 勇 － マ － □ ）

＝ □

⑥ （ □ － 广 － □ ）＋（ □ － □ ）＋（ □ － 一 ）

＝ □

79

77日 四字熟語シークワーズ

月　日

正答　／16問

答え→P.136

▶リストの言葉をタテ・ヨコ・ナナメの８方向から探して、「温故知新（おんこちしん）」のように線を引きましょう。その後、つかわずに残った文字を、左上から下へ順につなげ、四字熟語をつくりましょう。

聞	踏	不	言	実	行	花	意
温	未	歩	月	進	日	気	外
故	人	代	手	鳥	投	天	風
知	前	変	前	合	想	針	温
新	和	応	味	奇	所	小	四
進	洋	機	噌	適	春	棒	寒
気	折	臨	材	日	月	大	三
鋭	衷	適	和	断	不	柔	優

見つけた言葉には☑を入れましょう。

リスト

- □優柔不断
- □前代未聞
- □意気投合
- □不言実行
- □日進月歩
- □和洋折衷
- □奇想天外
- □小春日和
- □前人未踏
- □適材適所
- □針小棒大
- □臨機応変
- □手前味噌
- □新進気鋭
- □三寒四温

できた四字熟語

※　言葉は右から左、下から上につながることもあります。また、１つの文字を複数の言葉で共有することもあります。

80

78日 難読漢字パズル

▶□にあてはまる漢字をリストから選んで書きましょう。

① ろうにゃく 老□
② こんりゅう 建□
③ どたんば 土□場
④ しらが 白□
⑤ げんち 言□
⑥ ぶぎょう □行
⑦ じゃり □利
⑧ くろうと □人
⑨ ふとん □布

①～⑨のリスト： 髪　玄　質　砂　立　団　壇　奉　若

⑩ やまと □和
⑪ はっと □度
⑫ けいだい 境□
⑬ げし □至
⑭ ゆさん □山
⑮ さんま 秋□魚
⑯ さなえ □苗
⑰ したく 支□
⑱ せりふ □詞

⑩～⑱のリスト： 遊　内　刀　台　大　度　夏　早　法

81

79日 読み de しりとり迷路

正答 ／19問

答え→P.137

▶ 例を参考に、言葉の語尾の読みがしりとりになるように、ゴールまでタテ・ヨコにマスを進みましょう。ただし、ナナメには進めません。

例 学校（がっこう）→ 雲海（うんかい）→ 印象（いんしょう）

スタート

主催	因果	拡充	革新	格調
囲炉裏	論証	丁重	歌声	影響
履歴	採掘	机	茶道	尽力
騎馬	番傘	縁日	逐一	丁度
匹敵	距離	重厚	賃貸	世相
早急	噂	魔法	稲妻	難局
食卓	讃美	白夜	原稿	水晶
追尾	備蓄	駆動	浮世絵	獲物
詳細	航空	洞察	永久	濃淡

ゴール

82

80日 ぐるぐるしりとり／隠し文字

しりとり ▶ 右回りに読むと、□の字でしりとりになっています。空いているマスにあてはまる漢字を、リストから選んで書きましょう。

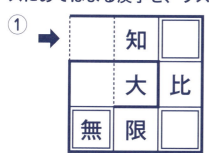

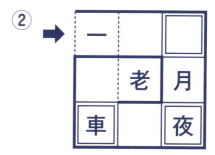

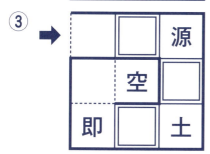

リスト

桃　寿　海　是　浅　星　恵
郷　限　汽　色　白　等

隠し文字 ▶ 隠れている四字熟語を答えましょう。文字の順序がばらばらなものもありますので、正しい順序で書きましょう。

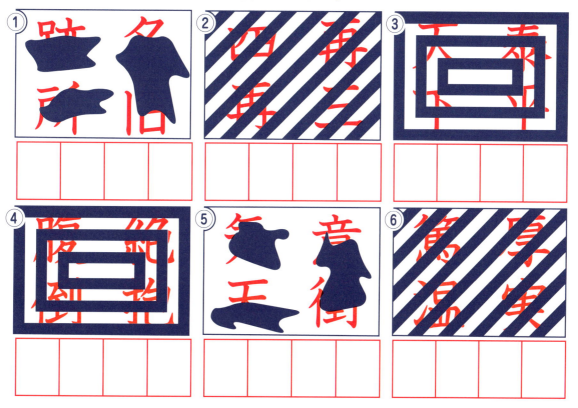

81日 共通部首 de 組み立て漢字

▶ リストから共通の部首1つを選び、パーツと組み合わせて、漢字2つをつくりましょう。

共通部首リスト: 女　辶　口　山　⻊

① ☐ + 奇 = ☐
　 ☐ + 甲 = ☐

② ☐ + 禾 = ☐
　 ☐ + 次 = ☐

③ ☐ + 兆 = ☐
　 ☐ + 巨 = ☐

④ ☐ + 幸 = ☐
　 ☐ + 入 = ☐

⑤ ☐ + 不 = ☐
　 ☐ + 士 = ☐

82日 漢字絵 de 四字熟語

月　日

正答　／6問

答え→P.137

▶四字熟語「晴耕雨読（せいこううどく）」がテーマの漢字絵です。この中に、周囲とちがう漢字が6つ混ざっていますので、それを探し、〇で囲みましょう。

〔晴耕雨読〕

まちがい
6か所

```
            雨雨雨                           晴        晴          晴
    雨        雨雨雨雨雨雨 雨 雨雨             晴     晴      晴
   雨雨雨雨雨雨雨雨雨雨雨雨雨雨雨雨雨
  雨雨雨雨雨雨雨雨雨雨雨雨雨雨両雨雨雨          晴晴晴晴晴
   雨雨雨雨雨雨雨雨雨雨雨雨雨雨雨雨            晴晴晴晴晴
   雨雨雨     雨雨雨雨雨雨雨 雨雨        晴晴晴晴  晴晴晴晴晴  晴晴晴晴
            雨雨雨                       晴晴晴晴晴
      雨   雨        雨   雨     雨      晴晴晴時晴
      雨   雨   雨   雨   雨   雨 雨
      雨   雨   雨   雨   雨 雨            晴      晴       晴
      雨   雨        雨   雨   雨 雨      晴     晴         晴
      雨   雨   雨   雨   雨   雨 雨
      雨        雨   雨        雨         耕耕耕
                                        耕耕耕耕耕
         読読読読読                       耕耕耕耕耕
        読読読読読読読                     耕耕耕耕耕耕耕
        読読読読読読読                     耕耕耕耕耕
        読読読読読読読                     耕耕耕耕耕
        読読読読読読読                     耕耕耕耕耕
        読読読売読読読                     耕耕耕耕耕
         読読読読読
       読読読読読読読読読                  耕耕耕耕耕耕耕耕
      読読読読読読読読読読読                耕耕耕耕耕粒耕耕耕耕
      読読読読読読読読読読                 耕耕耕耕耕耕        耕耕
     読読読読読読読読読読読読読            耕耕耕耕耕耕耕耕      耕耕
    読読続読読読読読読読読読読読            耕耕   耕耕耕耕     耕耕
    読     読   読      読              耕耕   耕耕耕   耕   耕耕
    読        読読      読              耕耕   耕耕   耕  耕
    読                 読              耕耕   耕      耕耕耕耕
   読読読              読読読           耕耕   耕      耕耕耕耕耕
   読読読              読読読           耕耕耕     耕耕耕耕耕
   読読読              読読読            耕      耕耕   耕耕耕
    読                 読                耕     耕耕      耕耕
    読                 読              耕耕耕    耕耕耕      耕耕耕
    読   読読読読読読   読読読読読読      耕耕耕   耕耕耕      耕耕耕
   読読         読読   読読            耕耕耕    耕耕餅      耕耕耕
                                   耕耕耕耕耕耕耕耕耕耕耕耕耕耕耕耕耕
```

83日 しりとりツメクロス

月　日

正答 ／60問

答え→P.137

▶リストの漢字を使って時計回りに熟語のしりとりを完成させましょう。熟語の最後の漢字と次の熟語の最初の漢字が重複する部分は□になっています。

→ スタート

	海				大		名		相	
		出			介			顔		
	主			花		減		地		
		火	一		数		達		近	
	事		地			線		表		
		指	台		転		便			
	法		中	期			訪	告		
		物		売		車				
	撮	場		情	任		衣			
		帳	本	民						

リスト

移	魚	絵	演	応	大	織	過	加	画	影	感	換
機	基	記	義	況	業	敬	券	行	国	香	向	師
似	乗	住	食	進	図	寸	世	責	接	線	速	台
直	的	導	入	念	白	原	半	火	描	風	分	簿
報	方	間	見	問	郵	類	路					

86

84日 同音異字あり四字熟語

正答 /28問
答え→P.137

▶例のように、中央にあるふたつの空きマスには、同じ読みの異なる漢字がはいります。リストの漢字を1度ずつ使い、それぞれ四字熟語をつくりましょう。

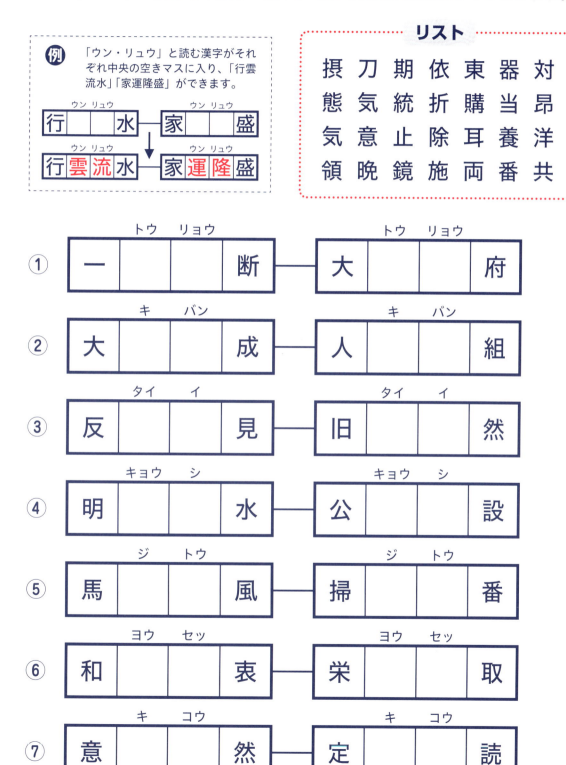

85日 四字熟語ナンバーワーズ

▶それぞれが四字熟語になるように、①〜⑪に入る漢字をリストから選んで書きましょう。同じ数字には、同じ漢字が入ります。

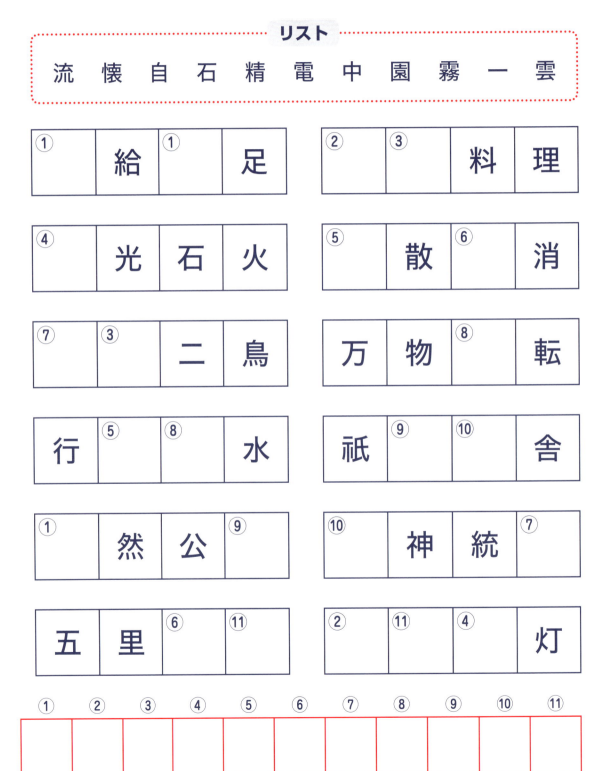

86日 三字熟語風車パズル

▶例のように、リストの漢字をマスに入れて、三字熟語を4つずつつくりましょう。

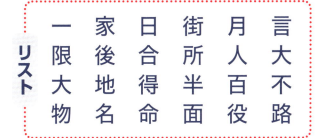

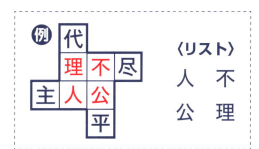

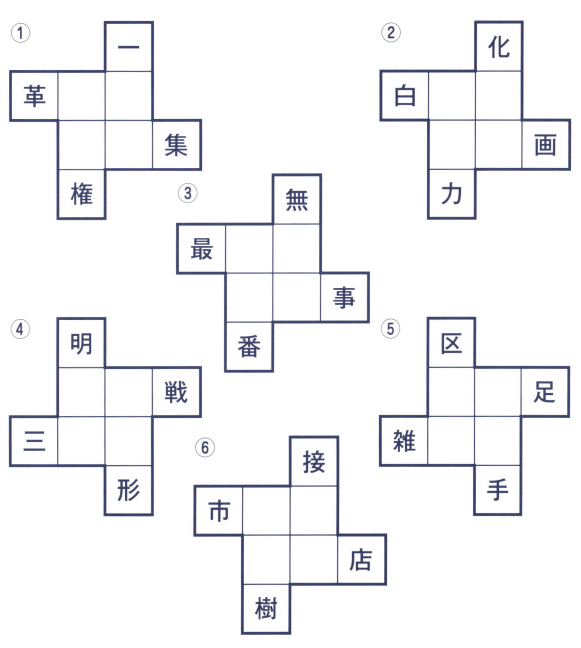

87日 漢字パーツパズル

▶漢字のパーツを組み合わせて、漢字を1字つくりましょう。

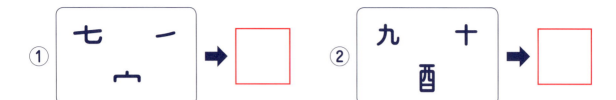

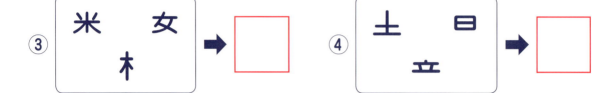

88日 漢字絵 de 四字熟語

月　日

正答　／5問

答え→P.138

▶四字熟語「山川草木（さんせんそうもく）」がテーマの漢字絵です。この中に、周囲とちがう漢字が5つ混ざっていますので、それを探し、○で囲みましょう。

〔山川草木〕

まちがい **5か所**

91

89日 漢字しりとり階段

正答 ／21問
答え→P.138

▶ヨコ→タテ→ヨコに2つの言葉が□でつながります。空いたマスには、それぞれのリストから漢字を入れて、しりとりをしましょう。

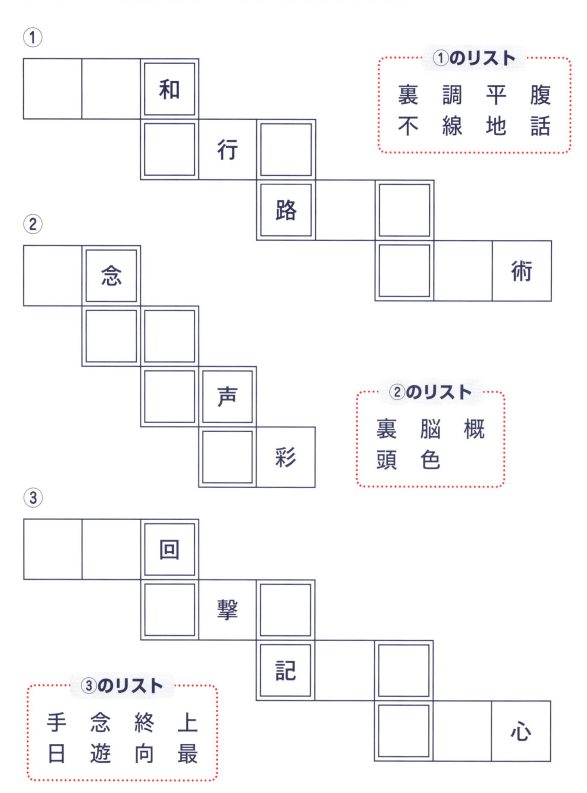

90日 四字熟語リングスケルトン

正答 ／28問
答え→P.138

▶あらかじめマス目にある漢字をヒントに、例のように、リストの四字熟語を時計回りに当てはめましょう。熟語の最初の文字はどこから始まるかは決まっていません。

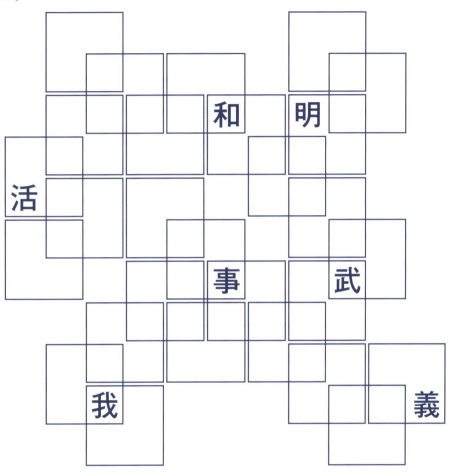

リスト

一刀両断	温厚篤実	故事成語	不協和音
無我夢中	公明正大	正真正銘	温故知新
言語道断	文武両道	年中行事	厚顔無恥
唯我独尊	生活用水	事実無根	無味乾燥
背水之陣	名字帯刀	真実一路	公私混同
則天去私	名誉挽回	起死回生	陣中見舞
天下布武	付和雷同	歌舞音曲	大義名分

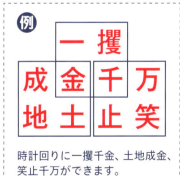

時計回りに一攫千金、土地成金、笑止千万ができます。

※四字熟語がどこからスタートするかはまちまちです。

93

91日 難読漢字パズル

▶□にあてはまる漢字をリストから選んで書きましょう。

① しゃみせん　□味線
② しわす　師□
③ すもう　□撲
④ まじめ　真□目
⑤ わこうど　若□
⑥ たび　足□
⑦ ごりやく　御利□
⑧ かや　蚊□
⑨ なりわい　生□

①〜⑨のリスト：袋　三　人　走　益　面　帳　相　業

⑩ こうずか　好□家
⑪ あいにく　□憎
⑫ もさ　猛□
⑬ みき　お□酒
⑭ しぐれ　時□
⑮ あく　□汁
⑯ おはこ　十□番
⑰ くもつ　□物
⑱ あくび　欠□

⑩〜⑱のリスト：生　神　八　者　雨　事　供　伸　灰

92日 漢字計算式パズル

月　日

正答
／28問

答え→P.139

▶漢字の計算式が成り立つように、リストの漢字を空欄に当てはめましょう。

例 （ 何 － 可 ） ＋ （ 柱 － 木 ） ＝ 住

リスト

宴　供　圭　契　至　則　窓　旨　致　姿
載　立　必　車　窟　密　夜　翼　胃　液
佳　玄　屋　洪　累　拙　心　倒

① （ □ － □ ）＋（ □ － 大 ）＋（ □ － 田 ）＝ 潔

② （ □ － □ ）＋（ □ － 月 ）＋（ □ － 氵 ）＝ 戴

③ （ 翌 － □ ）＋（ 畜 － □ ）＋（ □ － イ ）＝ □

④ （ □ － □ ）＋（ □ － 夊 ）＋（ □ － 貝 ）＝ □

⑤ （ □ － □ － 山 ）＋（ □ － ヒ ）＋（ □ － 次 ）

＝ □

⑥ （ □ － ム － □ ）＋（ □ － □ ）＋（ □ － 扌 ）

＝ □

95

93日 ぐるぐるしりとり／慣用句パズル

正答 ／13問 ／5問
答え→P.139

しりとり ▶右回りに読むと、□の字でしりとりになっています。空いているマスにあてはまる漢字を、リストから選んで書きましょう。

①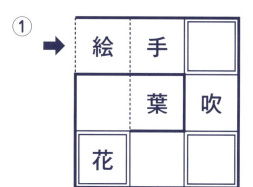

②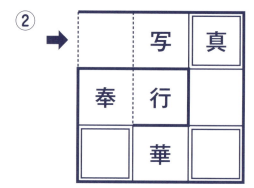

③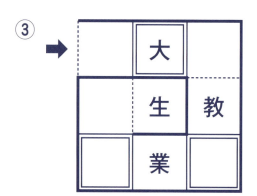

リスト

青 学 雪 学 中
中 紙 偉 鍋 授
言 夜 月

慣用句 ▶〔　〕にあてはまる言葉をリストから選んで慣用句をつくりましょう。

① 合いの〔　　　〕を入れる

② 絵に描いた〔　　　〕

③ 〔　　　〕を飾る

④ お〔　　　〕を奪う

⑤ 〔　　　〕を曲げる

リスト

餅(もち)　手　つむじ
錦　株

94日 四字熟語の組み合わせパズル

▶カードに書かれた漢字を組み合わせて、四字熟語を3つずつつくりましょう。

①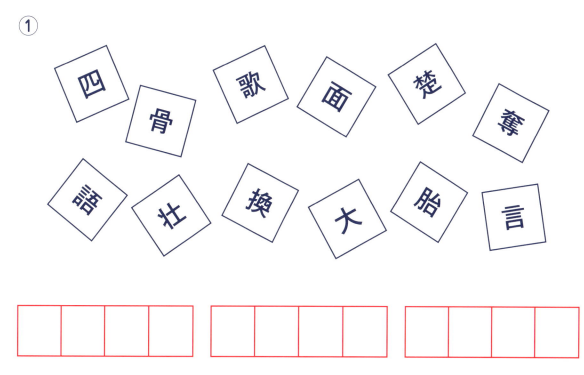

②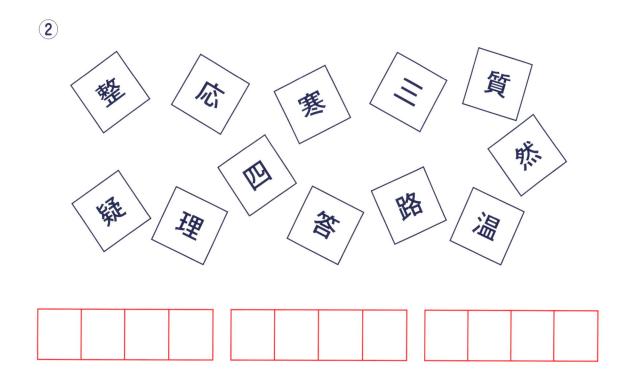

95日 共通部首 de 組み立て漢字

正答 　／15問
答え→P.139

▶ リストから共通の部首1つを選び、パーツと組み合わせて、漢字2つをつくりましょう。

共通部首　パーツ　完成する漢字

① □ + 米 = □
　 □ + 余 = □

② □ + 道 = □
　 □ + 文 = □

③ □ + 矢 = □
　 □ + 若 = □

④ □ + 周 = □
　 □ + 景 = □

⑤ □ + 員 = □
　 □ + 郷 = □

共通部首リスト

音　斗　彡　寸　口

96日 難読漢字パズル

▶□にあてはまる漢字をリストから選んで書きましょう。

① みやげ　土□　　② さすが　流□　　③ こすもす　秋□

④ たばこ　□草　　⑤ ろまん　□漫　　⑥ たやすい　容□い

⑦ なす　茄□　　⑧ いぶき　□吹　　⑨ とあみ　□網

①〜⑨のリスト　息　石　産　煙　子　桜　投　浪　易

⑩ まね　真□　　⑪ わせ　早□　　⑫ なごり　名□

⑬ よせ　寄□　　⑭ のり　□苔　　⑮ きりさめ　霧□

⑯ はしご　□子　　⑰ やおよろず　八□万　　⑱ うちわ　団□

⑩〜⑱のリスト　雨　稲　海　扇　梯　席　似　残　百

97日 四字熟語シークワーズ

月　　日　　正答／17問　答え→P.140

▶ リストの言葉をタテ・ヨコ・ナナメの８方向から探して、「首尾一貫（しゅびいっかん）」のように線を引きましょう。その後、つかわずに残った文字を、左上から下へ順につなげ、四字熟語をつくりましょう。

秋	首	狂	回	挽	誉	名	快
千	尾	喜	千	一	一	刀	創
日	一	乱	山	攪	乱	意	医
一	貫	舞	千	麻	工	食	喜
朝	致	金	海	夫	同	無	題
一	一	団	婦	源	混	味	休
夕	場	円	結	一	私	乾	話
憂	満	俗	良	序	公	燥	閑

見つけた言葉には☑を入れましょう。

リスト

- □ 一朝一夕
- □ 閑話休題
- □ 一致団結
- □ 夫婦円満
- □ 快刀乱麻
- □ 一攫（かく）千金
- □ 創意工夫
- □ 海千山千
- □ 公序良俗
- □ 名誉挽回
- □ 無味乾燥
- □ 一日千秋
- □ 満場一致
- □ 医食同源
- □ 公私混同
- □ 狂喜乱舞

できた四字熟語

※　言葉は右から左、下から上につながることもあります。また、１つの文字を複数の言葉で共有することもあります。

98日 漢字絵 de 四字熟語

月　日

正答　／7問

答え→P.140

▶四字熟語「百花繚乱（ひゃっかりょうらん）」がテーマの漢字絵です。この中に、周囲とちがう漢字が7つ混ざっていますので、それを探し、〇で囲みましょう。

〔百花繚乱〕

まちがい
7か所

```
                百百
              百百百  百百百百
            百百百百  百百百百      百百百百
          百百百百百百百百百百百百百百百百
          百百百百百百百百百百百百百百百百百
      百百百百              百百百
    百百百百百    百百百百百百百百百百    百百百
    百百                百百百百百百百百      百
    百    百百百百  百百百百日百百  百百百百百      百
    百  百百百百百百百百百百    百百百百百百      百百
    百  百百百百百百百百百百    百百百百百百        百
    百  百百百百百百      百百      百百百百百      百
    百百百百百    百百百百百百百    百百百        百
    百百百百      百百百百百百百    百百百
    百百百百    百百百百百百百百百    百百
      百百百百百百百百百百百百百百    百百百百百
      百百百百百百百    百百百      百百百百百
      百百百百百    百百百百百百    百百
    百        百    百百百    百百百
  百百百百    百百百百百
  百百百      百百百百百
```

```
                          花花花
              花花花          花花花花花
            花花花花花          花花花花花
            花花花花花    花花花花花花花花花
            花花花花花花花    花花花        花花花花
          花花花花          花花花花花  花  花花花花花
          花花花花      花        花花花花      花花花花
          花花花花              花花花花花花花花花花花
          花花花花花花          花花花花花
              花花  花花花花    花花花花花
                    花花花花花    花花花
              花花花花花花花花
          花花花花        花花花花
          花花花花  花    花花花花
          花花花花      花花芸花    乱乱乱乱
          花花花花花花花花花    乱乱乱乱乱乱
                花花花花花    乱乱乱乱乱乱乱
                花花花花花    乱乱乱乱乱乱乱
                          乱乱乱乱乱乱乱乱
                          乱乱乱乱乱乱乱乱乱
```

```
          繚繚繚繚繚                      乱乱乱乱  乱乱乱乱乱乱  乱乱
          繚繚繚繚繚          繚繚繚繚繚繚繚    乱乱乱乱乱乱  乱乱乱乱乱乱乱  乱  乱
        繚繚繚繚繚          繚繚繚繚繚    繚繚繚繚繚    乱乱乱乱乱乱  乱乱乱乱乱乱乱乱乱礼乱
    繚繚繚繚繚繚繚繚繚    繚繚繚繚        繚繚繚繚    乱乱乱乱乱乱乱        乱乱乱乱乱
    繚繚僚繚繚    繚繚繚繚    繚繚繚繚    繚繚繚繚繚    乱乱乱乱乱乱乱乱乱  乱乱乱乱乱乱
    繚繚繚繚          繚繚繚繚    繚繚繚繚繚繚繚繚    乱乱乱乱乱乱乱乱乱乱  乱乱乱乱乱乱乱
    繚繚繚繚繚      繚繚繚繚    繚繚繚繚繚        乱乱乱乱乱乱乱  乱乱乱乱乱  乱乱乱乱乱乱
      繚繚繚繚繚繚繚繚    繚繚繚繚繚乱乱乱乱乱乱乱  乱乱乱乱乱  乱乱乱乱乱
    繚繚繚繚繚      繚繚繚繚繚    乱乱乱乱乱乱乱  乱乱乱
    繚繚繚繚繚      繚繚繚繚繚  乱乱乱乱乱乱乱乱乱乱乱乱  乱乱乱乱乱乱乱乱
        繚繚繚繚繚    繚繚繚繚  乱乱乱乱乱乙乱乱乱乱乱乱乱乱乱乱乱
    繚繚繚繚繚    繚繚繚繚    乱乱乱乱乱乱乱乱乱乱乱乱乱乱乱
    繚繚繚繚繚    繚繚繚繚    乱乱乱乱乱乱乱  乱乱乱乱乱
  繚繚繚繚繚繚繚繚    繚繚繚繚繚繚繚    乱乱乱乱乱乱乱乱
  繚繚繚繚繚    繚繚繚繚繚    眼繚繚繚繚    乱乱乱乱乱乱乱  乱乱乱
  繚繚繚繚繚      繚繚繚繚    繚繚繚繚繚    乱乱乱乱乱乱
  繚繚繚繚繚    繚繚繚繚繚              乱乱乱
    繚繚繚繚繚繚繚繚繚
    繚繚繚繚繚
    繚繚繚繚繚
```

101

99日 しりとりツメクロス

月　日

正答 ／63問

答え→P.140

▶リストの漢字を使って時計回りに熟語のしりとりを完成させましょう。熟語の最後の漢字と次の熟語の最初の漢字が重複する部分は□になっています。

スタート →

心		一		校			本		中
	月		鳥				生		
除		楽			型			動	
	録		標			天	第		測
御			分					園	
		気			気		印		
			水			線			券
	性	談				文		期	
風			実			茶			
	人				応		質		能

リスト

案	一	一	雨	音	家	下	花	会	懐	活	換	期
機	機	気	疑	議	計	形	月	験	香	合	根	祭
事	事	字	次	式	識	日	常	生	性	象	雪	蒸
食	扇	体	地	定	転	転	典	時	答	天	道	内
売	飯	平	風	物	別	無	免	遊	路	論		

102

100日 ぐるぐるしりとり／慣用句パズル

しりとり ▶ 右回りに読むと、□の字でしりとりになっています。空いているマスにあてはまる漢字を、リストから選んで書きましょう。

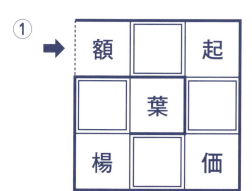

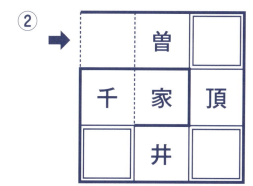

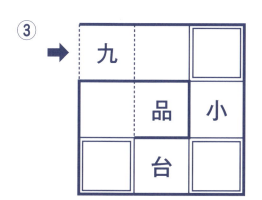

リスト

骨　天　物　枝　鳥
裏　未　有　高　菫
縁　官　屋

慣用句 ▶ 〔　〕にあてはまる言葉をリストから選んで慣用句をつくりましょう。

① 大〔　　　〕を広げる

② 〔　　　〕にも出さない

③ 〔　　　〕を脱ぐ

④ 〔　　　〕が上がる

⑤ けんも〔　　　〕

リスト

ほろろ　風呂敷
軍配　兜(かぶと)
おくび

101日 漢字パーツパズル

▶漢字のパーツを組み合わせて、漢字を1字つくりましょう。

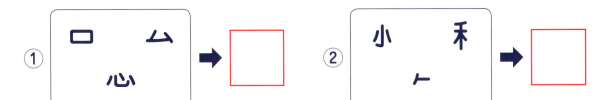

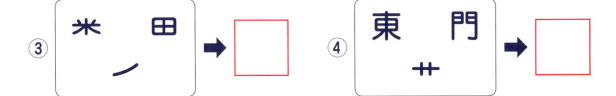

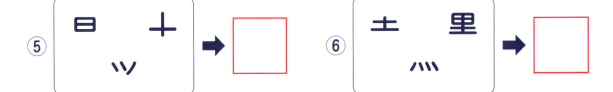

102 四字熟語リングスケルトン

月 日

正答 /32問
答え→P.140

▶あらかじめマス目にある漢字をヒントに、例のように、リストの四字熟語を時計回りに当てはめましょう。熟語の最初の文字はどこから始まるかは決まっていません。

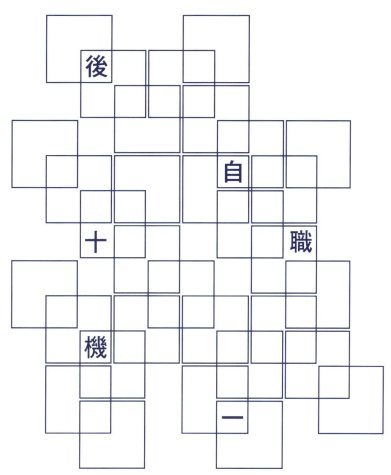

リスト

才色兼備	月下氷人	上意下達	南十字星
暗雲低迷	都道府県	好機到来	頭寒足熱
権謀術数	上昇気流	無給休暇	友好都市
均一料金	問答無用	閑話休題	自給自足
少数精鋭	春宵一刻	一進一退	開口一番
用意周到	平衡感覚	自問自答	職権乱用
機会均等	準備万端	後生大事	前後不覚
平身低頭	十人十色	新進気鋭	精励刻苦

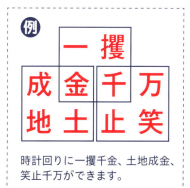

時計回りに一攫千金、土地成金、笑止千万ができます。

※四字熟語がどこからスタートするかはまちまちです。

103日 難読漢字パズル

▶□にあてはまる漢字をリストから選んで書きましょう。

① しにせ □舗   ② しょうが 生□   ③ ぎんなん 銀□

④ あじさい 紫□花   ⑤ いおう □黄   ⑥ すいか □瓜

⑦ たて □陣   ⑧ おおみそか 大□日   ⑨ ざこ 雑□

①〜⑨のリスト 杏　姜　殺　晦　魚　西　陽　硫　老

⑩ ぞうり □履   ⑪ くるみ 胡□   ⑫ かわせ 為□

⑬ もめん □綿   ⑭ はんれい □例   ⑮ しけ 時□

⑯ ひなた 日□   ⑰ かっぱ 河□   ⑱ ゆかた 浴□

⑩〜⑱のリスト 化　替　木　草　衣　童　凡　向　桃

104日 読み de しりとり迷路

月　日

正答　／19問

答え→P.141

▶例を参考に、言葉の語尾の読みがしりとりになるように、ゴールまでタテ・ヨコにマスを進みましょう。ただし、ナナメには進めません。

例　学校（がっこう）→ 雲海（うんかい）→ 印象（いんしょう）

スタート

壮大	依頼	弥生	精彩	寸暇
逸材	威力	草餅	厨房	濃厚
衣裳	羽毛	迂回	装丁	献上
融通	魚座	財布	養生	完璧
太刀	雑多	太鼓	貸与	余暇
采配	探査	傘下	丸太	蚕
空洞	採択	皆無	築山	酷似
渋滞	擬態	紫	均一	地団駄
転載	発露	供述	坪庭	断片

ゴール

107

105日 三字熟語風車パズル

▶例のように、リストの漢字をマスに入れて、三字熟語を4つずつつくりましょう。

リスト: 一 下 学 学 楽 管 気 工 降 秋 所 尽 蔵 水 生 千 大 鉄 刀 道 入 不 本 力

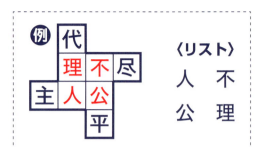

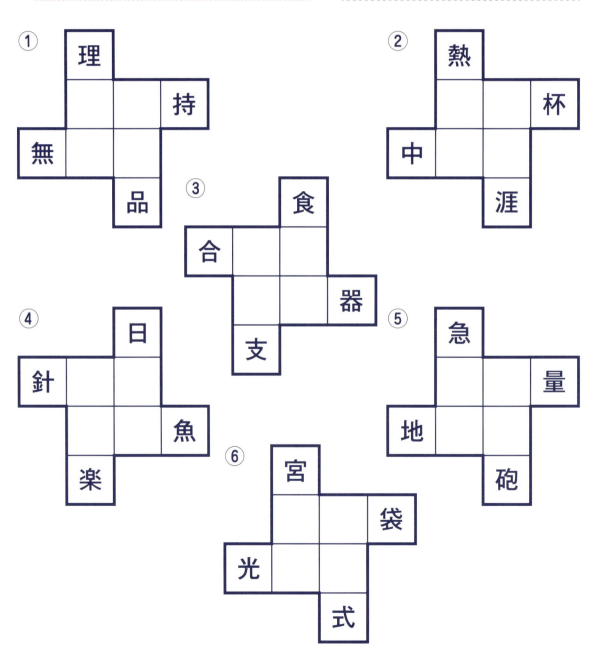

106日 四字熟語ナンバーワーズ

正答 /11問
答え→P.141

▶ それぞれが四字熟語になるように、①〜⑪に入る漢字をリストから選んで書きましょう。同じ数字には、同じ漢字が入ります。

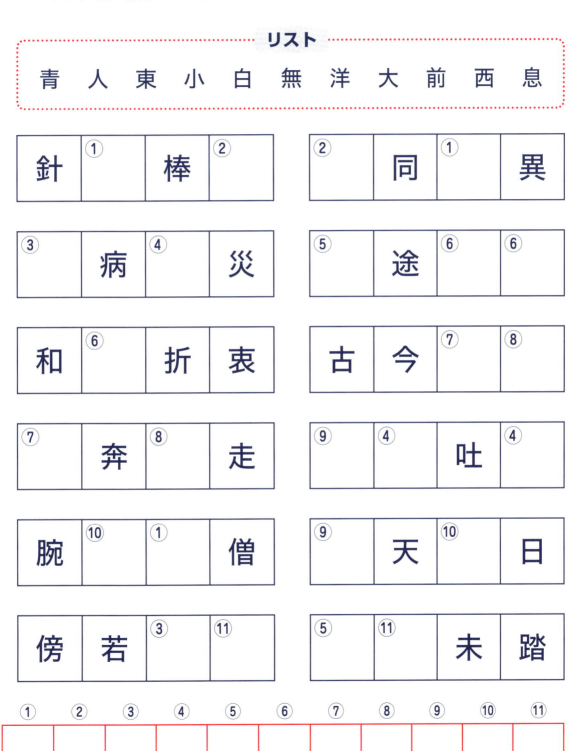

107日 共通部首 de 組み立て漢字

▶ リストから共通の部首1つを選び、パーツと組み合わせて、漢字2つをつくりましょう。

	共通部首		パーツ		完成する漢字
①	□	+	白	=	□
		+	番	=	□
②	□	+	古	=	□
		+	井	=	□
③	□	+	己	=	□
		+	各	=	□
④	□	+	广	=	□
		+	耳	=	□
⑤	□	+	辟	=	□
		+	黒	=	□

共通部首リスト

口　羽　心　土　酉

108日 四字熟語シークワーズ

月 日

正答 ／16問

答え→P.141

▶リストの言葉をタテ・ヨコ・ナナメの８方向から探して、「弱肉強食」のように線を引きましょう。その後、つかわずに残った文字を、左上から下へ順につなげ、四字熟語をつくりましょう。

弱	肉	強	食	仲	肉	唯	回
遇	健	粉	伯	狗	祭	我	撤
一	剛	力	頭	馬	葬	独	紙
載	実	羊	後	耳	婚	尊	白
千	質	牛	尾	東	冠	北	潔
骨	口	蛇	砕	風	奔	南	廉
鶏	頭	神	出	鬼	没	西	清
竜	身	雷	迅	風	疾	東	走

見つけた言葉には☑を入れましょう。

リスト

- □白紙撤回
- □千載一遇
- □馬耳東風
- □質実剛健
- □実力伯仲
- □冠婚葬祭
- □竜頭蛇尾
- □鶏口牛後
- □東西南北
- □神出鬼没
- □東奔西走
- □清廉潔白
- □唯我独尊
- □疾風迅雷
- □羊頭狗肉

※ 言葉は右から左、下から上につながることもあります。また、１つの文字を複数の言葉で共有することもあります。

できた四字熟語

109日 漢字計算式パズル

月　日

正答　／27問

答え→P.142

▶漢字の計算式が成り立つように、リストの漢字を空欄に当てはめましょう。

例（ 何 － □可 ）＋（ □柱 － 木 ）＝ 住

リスト

禁　十　早　城　粒　房　暦　句　心　句
若　古　均　敬　啓　扶　次　日　案　包
土　共　草　婚　普　接　成

① （ □ － 夫 ）＋（ □ － □ ）＋（ 思 － □ ）＝ 描

② （ □ － 右 ）＋（ □ － 安 ）＋（ 異 － □ ）＝ 菓

③ （ 圧 － □ ）＋（ □ － 示 ）＋（ □ － 並 ）＝ □

④ （ □ － □ ）＋（ □ － ロ ）＋（ □ － 欠 ）＝ □

⑤ （ 抱 － □ ）＋（ □ － 米 ）＋（ □ － 氏 － □ ）

＝ □

⑥ （ □ － 方 ）＋（ □ － ＋ － □ ）＋（ □ － □ ）

＝ □

112

110日 漢字しりとり階段

正答 ／19問
答え→P.142

▶ヨコ→タテ→ヨコに2つの言葉が□でつながります。空いたマスには、それぞれのリストから漢字を入れて、しりとりをしましょう。

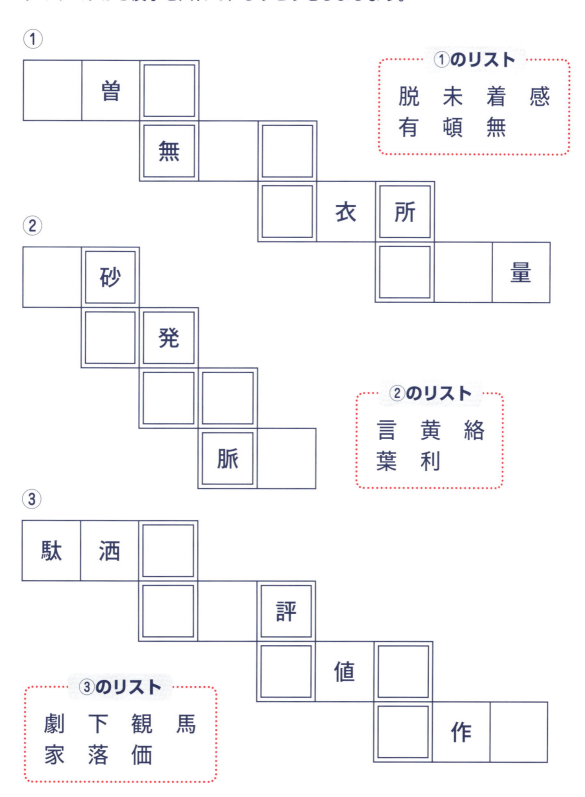

111日 漢字絵 de 四字熟語

月　　日

正答 ／6問

答え→P.142

▶四字熟語「相思相愛（そうしそうあい）」がテーマの漢字絵です。この中に、周囲とちがう漢字が6つ混ざっていますので、それを探し、〇で囲みましょう。

〔相思相愛〕

まちがい 6か所

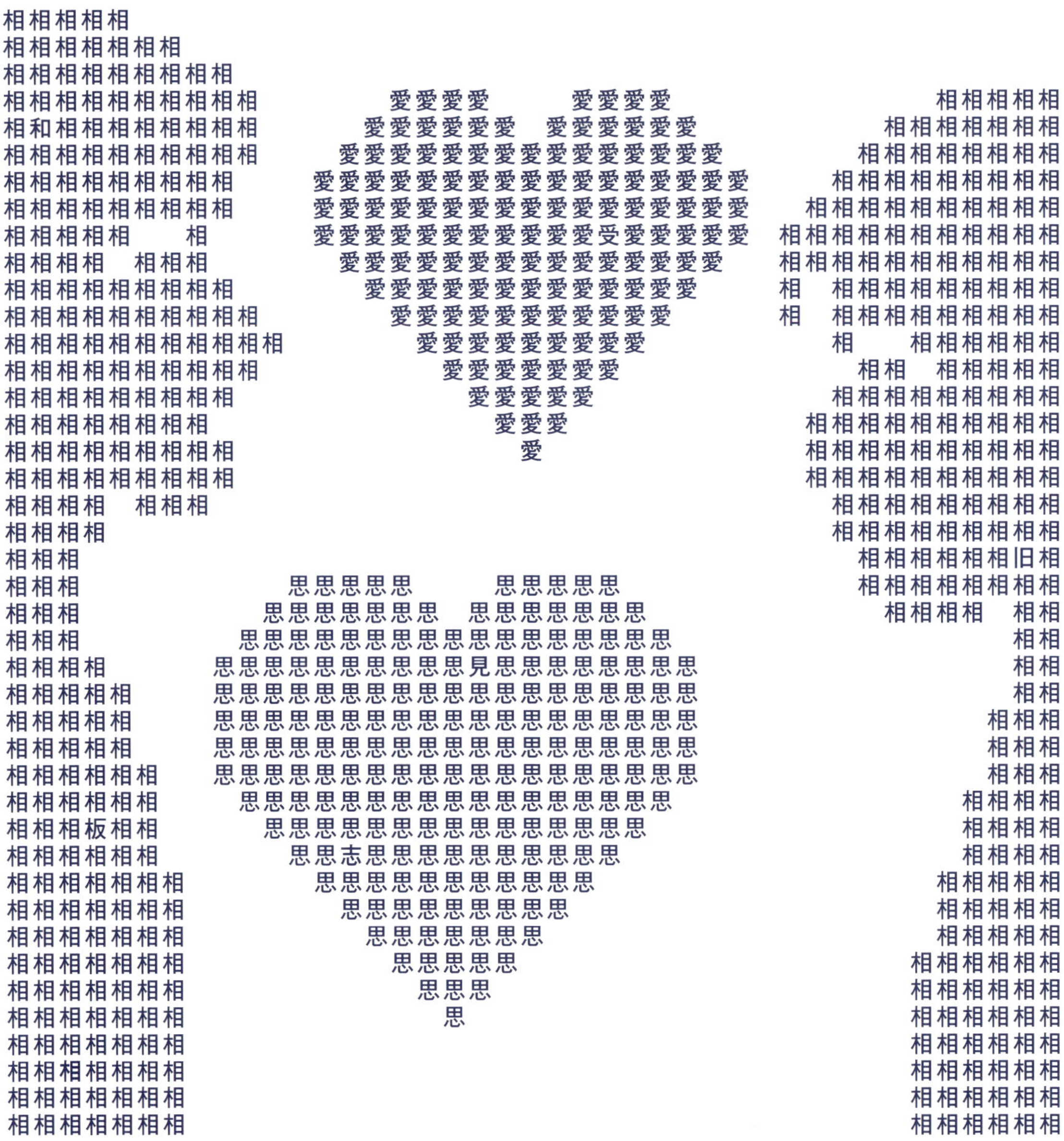

112日 読み de しりとり迷路

正答 ／23問

答え→P.142

▶ 例を参考に、言葉の語尾の読みがしりとりになるように、ゴールまでタテ・ヨコにマスを進みましょう。ただし、ナナメには進めません。

例 学校（がっこう）→ 雲海（うんかい）→ 印象（いんしょう）

スタート

奇跡	気丈	吉祥	裏方	追随
生粋	一掃	安穏	俵	捜索
隕石	爽快	枚挙	含蓄	口癖
均衡	魚河岸	舞茸	慶賀	旋律
漆	表彰	隙間	喝采	佃煮
支度	屈託	急須	寸暇	二毛作
勲章	雲泥	移籍	最中	蜘蛛
衝突	五月雨	急騰	垣根	粘着
統治	快諾	雑煮	寝床	貢献

ゴール

115

113日 同音異字あり四字熟語

▶例のように、中央にあるふたつの空きマスには、同じ読みの異なる漢字がはいります。リストの漢字を1度ずつ使い、それぞれ四字熟語をつくりましょう。

リスト
行 行 性 雄 由 遺 作
盛 割 嘗 校 稿 題 薪
錯 闊 射 方 真 個 正
代 捨 枯 法 線 選 意

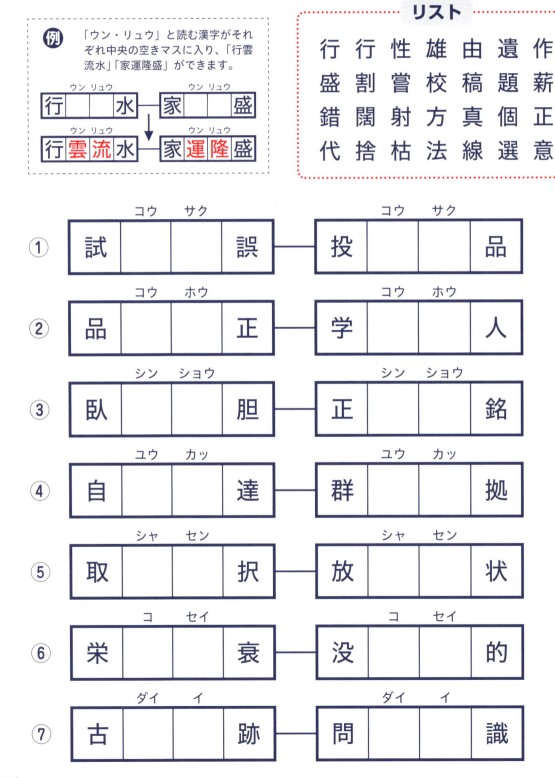

① 試□□誤 ― 投□□品 (コウ サク)
② 品□□正 ― 学□□人 (コウ ホウ)
③ 臥□□胆 ― 正□□銘 (シン ショウ)
④ 自□□達 ― 群□□拠 (ユウ カツ)
⑤ 取□□択 ― 放□□状 (シャ セン)
⑥ 栄□□衰 ― 没□□的 (コ セイ)
⑦ 古□□跡 ― 問□□識 (ダイ イ)

114日 四字熟語シークワーズ

月 日

正答 ／18問

答え→P.142

▶リストの言葉をタテ・ヨコ・ナナメの8方向から探して、「悪戦苦闘（あくせんくとう）」のように線を引きましょう。その後、つかわずに残った文字を、左上から下へ順につなげ、四字熟語をつくりましょう。

悪	開	奇	断	両	刀	一	取
戦	口	怪	道	中	肉	中	背
苦	一	雑	語	霧	一	天	天
闘	番	複	言	里	言	下	貫
奮	捨	来	象	五	一	泰	一
軍	選	万	無	品	句	平	始
孤	羅	客	象	一	部	始	終
森	択	千	有	尽	打	網	一

見つけた言葉には☑を入れましょう。

リスト

- □天下泰平
- □五里霧中
- □一部始終
- □中肉中背
- □悪口雑言
- □有象無象
- □一網打尽
- □天下一品
- □一刀両断
- □開口一番
- □言語道断
- □孤軍奮闘
- □千客万来
- □終始一貫
- □森羅万象
- □複雑怪奇
- □一言一句

※ 言葉は右から左、下から上につながることもあります。また、1つの文字を複数の言葉で共有することもあります。

できた四字熟語

115日 しりとりツメクロス

月　日

正答　／64問

答え→P.143

▶リストの漢字を使って時計回りに熟語のしりとりを完成させましょう。熟語の最後の漢字と次の熟語の最初の漢字が重複する部分は□になっています。

スタート →

北		七		空		分	
		料		質		証		会	適
光		奮			士		色		
	力			店					適
休		彙				見		旅	
			躍		状		不		
限	配			快					名
		定		理			表	
期		文			力			
	全				母			物

リスト

安　衣　員　鉛　親　快　活　外　間　感　気　気　牛　券
元　庫　語　交　行　材　先　社　謝　実　叔　所　性　精
進　心　盛　星　説　戦　想　爽　態　大　張　通　定　程
斗　闘　動　之　能　販　日　筆　品　保　本　無　明　明
面　有　浴　来　料　量　力　朗

116日 四字熟語リングスケルトン

正答 /36問
答え→P.143

▶あらかじめマス目にある漢字をヒントに、例のように、リストの四字熟語を時計回りに当てはめましょう。熟語の最初の文字はどこから始まるかは決まっていません。

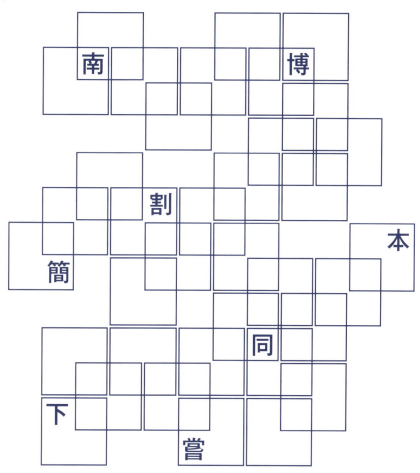

リスト

一心同体	衣冠束帯	我田引水	天下無敵
博覧強記	臨機応変	二人三脚	他人行儀
一衣帯水	針小棒大	軟体動物	南船北馬
反対方向	一目瞭然	万物流転	紀行文学
大山鳴動	二束三文	美辞麗句	一言一句
下降気流	天孫降臨	田園風景	大胆不敵
反面教師	博学多才	大同小異	南回帰線
一蓮托生	学生割引	臥薪嘗胆	簡潔明瞭
本末転倒	対向車線	火山地帯	英才教育

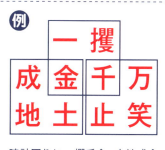

時計回りに一攫千金、土地成金、笑止千万ができます。

※四字熟語がどこからスタートするかはまちまちです。

117日 三字熟語風車パズル

▶例のように、リストの漢字をマスに入れて、三字熟語を4つずつつくりましょう。

リスト: 意 下 化 学 気 級 金 芸 戸 口 午 語 子 自 色 術 上 前 作 大 着 土 動 粘

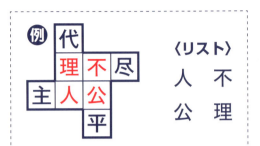

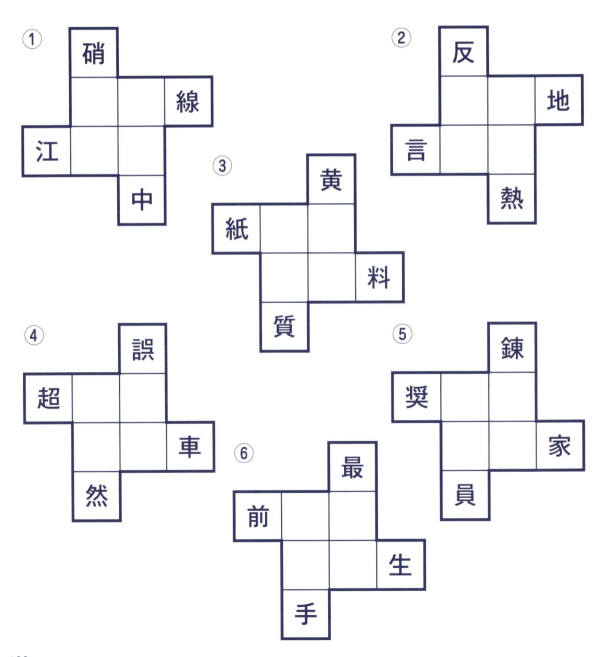

118日 漢字パーツパズル

▶漢字のパーツを組み合わせて、漢字を1字つくりましょう。

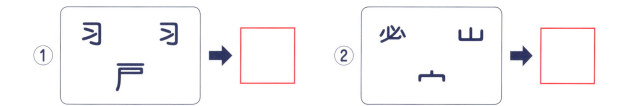

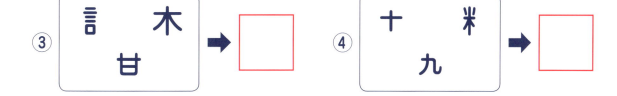

① 习 习 戸 →
② 必 山 宀 →
③ 言 木 甘 →
④ 十 米 九 →
⑤ 里 立 金 →
⑥ 衣 小 十 田 →
⑦ 申 扌 又 →
⑧ 耳 心 田 十 →
⑨ 寸 門 豆 →
⑩ 又 尸 共 几 →
⑪ 鳥 广 隹 イ →
⑫ × 一 × 人 × × →

119日 四字熟語の組み合わせパズル

正答　／6問
答え→P.143

▶カードに書かれた漢字を組み合わせて、四字熟語を3つずつつくりましょう。

①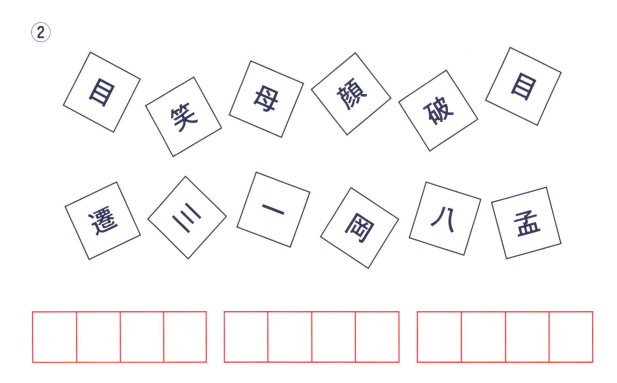

120日 難読漢字パズル

▶□にあてはまる漢字をリストから選んで書きましょう。

① かじ　□冶
② つれづれ　徒□
③ いいなずけ　許□

④ うおがし　魚河□
⑤ おもちゃ　玩□
⑥ たそがれ　□昏

⑦ かぐら　神□
⑧ けう　稀□
⑨ すいとう　出□

①〜⑨のリスト　黄　岸　具　然　鍛　納　有　嫁　楽

⑩ のりと　□詞
⑪ ひよりみ　日□見
⑫ あんぎゃ　□脚

⑬ ひまわり　向□葵
⑭ はっぴ　□被
⑮ ゆえん　由□

⑯ あま　海□
⑰ さじき　□敷
⑱ かたず　固□

⑩〜⑱のリスト　行　縁　桟　唾　祝　日　法　和　女

解 答

1日

① 正念場→場内→内弁慶→
慶事→事業主→主人→人気者

② 正直→直接→接近→近道→
道楽→楽器→器量

③ 栄養価→価値→値千金→
金利→利益率→率直→直談判

2日

3日

① 豆　　② 邪　　③ 方
④ 鏡　　⑤ 除　　⑥ 七
⑦ 読　　⑧ 迷　　⑨ 雨
⑩ 石　　⑪ 紅　　⑫ 納
⑬ 果　　⑭ 凹　　⑮ 生
⑯ 母　　⑰ 切　　⑱ 手

4日

① 新・紙・重・視
② 梅・空・元・象
③ 誤・物・会・員

① 十人十色　　② 一期一会
③ 試行錯誤　　④ 千客万来
⑤ 臨機応変　　⑥ 家内安全

5日

画	下	天	日	三	日	坊	主
竜	他	言	無	用	意	周	到
点	離	意	後	威	風	堂	堂
晴	然	絶	思	山	紫	水	明
沈	前	整	糊	疎	歩	引	千
空	思	模	路	独	通	田	当
合	昧	黙	立	理	集	我	騎
曖	散	独	考	二	者	択	一

できた四字熟語　離合集散

6日

① 〈共通部首〉　金
〈完成する漢字〉　鉄・鋼

② 〈共通部首〉　雨
〈完成する漢字〉　霜・霧

③ 〈共通部首〉　口
〈完成する漢字〉　困・回

④ 〈共通部首〉　行
〈完成する漢字〉　街・衝

⑤ 〈共通部首〉　田
〈完成する漢字〉　異・畜

7日

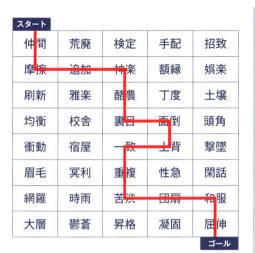

8日
①縁 ②者 ③行
④天 ⑤然 ⑥星
⑦泰 ⑧衣 ⑨装
⑩通

9日

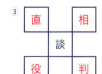
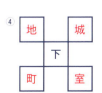

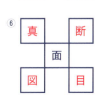

※熟語は左右逆に入れても正解です。

10日
①土・注　②明・言
③会・祖　④区・知・医
⑤矢・丁・頭　⑥神・木・礼
⑦園・辺・遠　⑧皆・放・防
⑨金・拍・挑

11日
①天・一・同・体
②画・一・重・業
③動・検・拠・評

①竹馬　②白羽　③産む
④粟　　⑤花

12日
①角線・獲千　②気消・期尚
③情移・状維　④労辛・郎新
⑤然自・善事　⑥幻自・限時
⑦事千・除洗

125

13日

	天	処	置	道	写	
平	下	急	応	報	真	
泰	直	転	果	因	不	
動	不	立		原	明	山
心	乱	麻	刀	直	水	紫
一	快	単	入	学		
刀		明	純	験	試	

14日

春	夏	秋	冬	将	軍	資	金	輪	際
見	積	書	写	真	集	大	成	長	限
味	制	服	飾	品	種	改	良	者	度
間	番	下	準	備	忘	録	心	番	額
人	当	天	年	功	序	画	得	付	縁
義	担	炎	例	車	列	数	意	録	故
名	分	内	事	行	校	学	気	音	事
書	性	口	陰	物	置	配	圧	楽	来
証	題	話	電	衆	公	人	主	家	歴
許	免	転	運	命	使	行	力	実	史

15日

①鳴　②灰　③晴
④忍　⑤名　⑥練
⑦豊　⑧貸　⑨勇
⑩夜　⑪努　⑫照

16日

スタート					
到達	都度	童話	要約	空港
追加	土俵	少量	将来	新郎
月光	裏表	手綱	飼育	卒業
展望	天下	快活	通学	空想
演奏	海底	通訳	階層	運輸
相手	尊敬	兄弟	区域	夕食
目次	規制	意識	緊張	苦楽
修正	手品	却下	仮説	寺社
予防	印象	拡大	育児	地盤
				ゴール

17日

①丘・少
②店・昭
③日・忠
④昔・胴
⑤田・芸・雲
⑥期・幸・服
⑦入・目・退
⑧社・土・富・福
⑨親・匠・新

18日

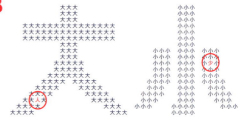

①春夏秋冬　②喜怒哀楽
③一長一短　④完全無欠
⑤取捨選択　⑥刻苦勉励

19日
①四 ②八 ③転
④倒 ⑤起 ⑥中
⑦模 ⑧一 ⑨発
⑩即 ⑪離 ⑫滅

22日
①方 ②黄 ③奥
④気 ⑤音 ⑥弟
⑦頭 ⑧律 ⑨牙
⑩合 ⑪下 ⑫声
⑬嫌 ⑭生 ⑮刀
⑯良 ⑰爪 ⑱緒

20日
①〈共通部首〉 亻
　〈完成する漢字〉 体・位
②〈共通部首〉 門
　〈完成する漢字〉 閣・間
③〈共通部首〉 心
　〈完成する漢字〉 想・忍
④〈共通部首〉 彳
　〈完成する漢字〉 往・彼
⑤〈共通部首〉 夕
　〈完成する漢字〉 外・多

23日

大	安	吉	日	得	意	満	面
根	穏	剛	内	柔	外	満	広
無	無	美	起	聖	色	信	大
実	事	死	一	喜	人	自	無
事	回	期	百	索	怒	君	辺
生	一	発	辞	鬼	模	哀	子
会	百	連	日	連	夜	中	楽
中	麗	句	不	易	流	行	暗

できた四字熟語　美辞麗句

21日
①無造作→作物→物産展→
　展開→開会式→式典→典型的
②不公平→平時→時間割→
　割高→高級品→品目→目論見
③敬白→白夜→夜空→空想→
　想定→定規→規則

24日
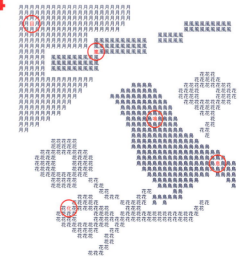

25日

① 蚕　　② 鍵　　③ 愁
④ 資　　⑤ 話　　⑥ 淡
⑦ 笛　　⑧ 線　　⑨ 験
⑩ 宿　　⑪ 流　　⑫ 談

26日

① 弱肉強食・先手必勝・
　前代未聞
② 一刀両断・意味深長・
　温故知新

※①②ともに順不同。

27日

① 在・学
② 門・周
③ 出・宙
④ 刀・改・巻
⑤ 群・交・郡
⑥ 舌・透・誘
⑦ 言・害・刻
⑧ 裁・衣・安・栽
⑨ 日・救・球

28日

			統	芸	運	転		
			伝	能	全	安		
凛	勇	球	全	知		名	月	
凛	気	投	力		夏	秋	仲	
	意	合	開	小	春	冬		
	誤	試	始	和	日	進		
代	錯	行	措	度	歩	月	日	
時	誤	移	置	制	合	年	生	
			装	御				

29日

① 田　　② 早　　③ 精
④ 由　　⑤ 豆　　⑥ 歩
⑦ 格　　⑧ 曲　　⑨ 成
⑩ 五　　⑪ 人　　⑫ 和
⑬ 面　　⑭ 宮　　⑮ 納
⑯ 歳　　⑰ 拍　　⑱ 相

30日

スタート				
正体	意志	実務	夢中	運営
移住	柔道	訓示	右折	医術
雲海	維持	条約	空中	痛快
一様	理事	交友	処理	印象
果実	相場	銀行	和式	裏庭
対応	業務	上着	王夫	腕白
知識	紹介	技師	職業	迫力
送迎	通貨	資質	運動	空想
責務	極地	爪先	企画	句点
				ゴール

31日

① 原・一・組・彰
② 英・話・相・接
③ 気・鍋・理・不

① 大器晩成　② 三位一体
③ 聖人君子　④ 前途有望
⑤ 和洋折衷　⑥ 用意周到

34日

① 喜　② 楽　③ 伝
④ 能　⑤ 悪　⑥ 千
⑦ 交　⑧ 集　⑨ 一
⑩ 全　⑪ 心

32日

① 〈共通部首〉　宀
　〈完成する漢字〉　審・安
② 〈共通部首〉　車
　〈完成する漢字〉　較・軸
③ 〈共通部首〉　广
　〈完成する漢字〉　店・序
④ 〈共通部首〉　日
　〈完成する漢字〉　早・星
⑤ 〈共通部首〉　貝
　〈完成する漢字〉　贈・販

35日

① 気投・騎当　② 理無・里霧
③ 同小・道唱　④ 常茶・浄作
⑤ 奇小・気商　⑥ 意周・位集
⑦ 品交・浜公

33日

①
	貴		
主	人	公	
	格	子	戸
	者		

②
	肉		
使	用	料	
	心	理	学
	棒		

③
		目	
今	時	分	量
	計	量	器
	台		

④
	同		散
	一	目	
個	性	的	
		地	

⑤
		次		
		世	間	体
	当	代	一	
			髪	

⑥
		職	
同	居	人	
	心	技	体
	地		

36日

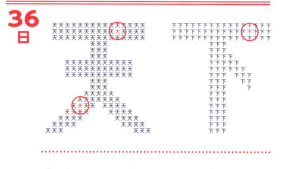

① 蜂　② 提灯　③ 袖
④ 杭　⑤ 身

37日

衣	料	品	行	方	正	義	感	想	文
一	体	力	勝	負	担	当	選	番	明
裏	笑	止	千	万	国	共	通	号	開
表	談	品	質	向	上	空	行	外	化
画	相	用	所	有	意	前	料	出	石
計	手	日	務	理	義	絶	理	発	炭
重	下	後	事	大	生	後	事	進	酸
体	口	明	照	接	間	時	長	行	水
球	利	権	民	市	都	方	地	楽	平
速	剛	外	柔	内	車	電	面	路	線

※「内柔外剛」は「外柔内剛」でも正解です。

38日

①九・径
②距・通
③営・文・蛍
④飲・管・館
⑤己・朴・赴
⑥邪・又・雅
⑦暮・日・恭・慕
⑧衣・資・次・貸
⑨門・紙・絡

39日

足	出	在	転	一	機	心	前
満	不	自	業	自	得	急	途
己	外	由	賛	栄	転	一	洋
自	門	自	枯	直	念	天	洋
問	画	盛	下	発	分	誠	欠
自	衰	真	起	爛	名	心	無
答	正	方	行	品	義	誠	全
有	名	無	実	漫	大	意	完

できた四字熟語　天真爛漫

40日

①生態系→系統→統計学→
　学生→生半可→可決→決定打
②早速→速度→度胸→胸板→
　板書→書道→道順
③企画書→書留→留守番→
　番茶→茶菓子→子守→守護神

41日

①歯	②席	③姿
④貯	⑤温	⑥謝
⑦略	⑧題	⑨賛
⑩詰	⑪魂	⑫婚

42日

①盛	②数	③堪
④百	⑤児	⑥守
⑦読	⑧車	⑨手
⑩雲	⑪竹	⑫乙
⑬流	⑭反	⑮甲
⑯素	⑰進	⑱生

43日

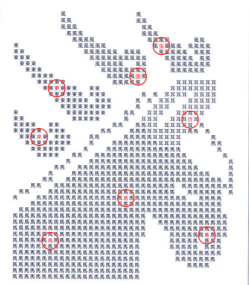

44日

スタート				
証拠	商売	通過	解消	接続
構成	委託	靴下	過出	収納
偉大	卓上	大義	通称	裏側
異国	遅刻	額縁	運河	概要
強者	区別	着実	街灯	多大
華美	追加	通常	微熱	痛快
微細	印紙	率先	導火	猪
偉業	始発	基礎	美味	系列
宇宙	羽化	快適	密封	運搬
				ゴール

45日

不出 / 天外門 / 岡目思想奇貨 / 目八法末居可抗 / 体絶文字永古不力 / 絶命一真差万易 / 懸生事千別思 / 融政闘悪里分慮 / 黄金策苦戦 / 代時之肉

46日

一	期	一	会	議	室	内	緒	話	題
物	物	交	換	気	扇	風	機	関	材
見	子	女	神	無	月	見	草	車	質
会	国	間	距	離	乳	食	木	両	実
者	帰	車	上	金	融	通	造	極	剛
記	回	駐	売	関	機	勤	住	端	健
書	挽	上	販	内	車	電	宅	正	康
明	誉	路	水	用	利	便	配	当	診
説	名	社	会	談	座	星	衛	防	断
力	像	想	着	業	作	工	画	図	面

47日

① 〈共通部首〉 儿
　〈完成する漢字〉 兄・児
② 〈共通部首〉 攵
　〈完成する漢字〉 放・政
③ 〈共通部首〉 亻
　〈完成する漢字〉 何・促
④ 〈共通部首〉 目
　〈完成する漢字〉 瞳・眺
⑤ 〈共通部首〉 宀
　〈完成する漢字〉 宗・宮

48日

① 三　② 主　③ 高
④ 菜　⑤ 球　⑥ 波
⑦ 万　⑧ 機　⑨ 来

131

49日

① 体・計・機・食
② 直・談・力・事
③ 図・内・信・楽

① 有言実行　② 風光明媚
③ 一念発起　④ 新進気鋭
⑤ 博学多才　⑥ 南船北馬

52日

① 朝三暮四・首尾一貫・
　付和雷同
② 四方八方・二束三文・
　一念発起

※①②ともに順不同。

50日

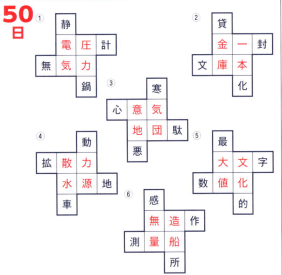

53日

青	空	模	様	子	会	社	会	現	象
金	曜	日	本	文	学	習	塾	生	形
賃	封	書	留	郵	便	利	子	野	文
間	一	原	材	料	金	所	役	菜	字
手	金	海	至	近	距	有	不	種	幕
旗	税	中	冬	陸	離	地	足	油	放
条	得	地	暖	温	室	下	首	断	送
星	所	心	着	愛	相	思	相	大	別
目	関	機	道	報	情	心	対	敵	会
品	飾	宝	子	弟	師	容	理	料	席

51日

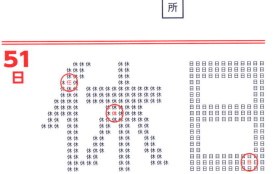

① 襷　② 有終　③ 果報
④ 宝刀　⑤ 大樹

54日

起	油	好	機	到	来	破	千
動	承	断	尽	無	横	縦	差
艱	一	転	六	胆	不	敵	万
恨	難	挙	結	敵	苦	目	別
尾	多	辛	一	八	博	八	分
徹	途	情	苦	学	覧	目	慮
頭	前	四	多	顔	強	岡	思
徹	一	才	新	聞	記	事	笑

できた四字熟語　破顔一笑

132

55日

① 達成感→感謝→謝恩会→
会得→得点数→数量→量販店

② 時代→代表→表明→明暗→
暗闇→闇雲→雲海

③ 深海魚→魚類→類似品→
品性→性善説→説得→得意顔

58日

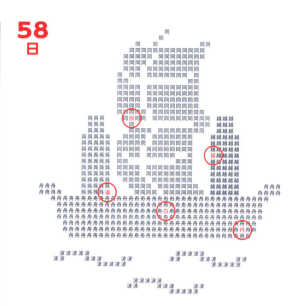

56日

① 親　② 保　③ 戻
④ 粧　⑤ 解　⑥ 錯
⑦ 混　⑧ 欧　⑨ 騒
⑩ 涼　⑪ 踏　⑫ 億

59日

① 番・馬
② 相・抄
③ 所・輩・車
④ 木・悦・閲
⑤ 預・占・序
⑥ 都・列・煮
⑦ 午・順・訓
⑧ 昼・野・予・量
⑨ 砲・包・心・磁

57日

スタート				
操縦	運輸	雄大	依頼	雷鳴
状況	由来	異義	引率	忠告
審理	緯度	印章	通訳	雲間
明朝	比較	性能	駆除	満喫
賛同	組曲	絵画	遊泳	梅雨
系統	究極	大儀	幾多	浴衣
俳句	学資	銀河	大漁	告白
和装	平日	合併	岩肌	団子
操作	任務	移動	段階	語源
				ゴール

60日

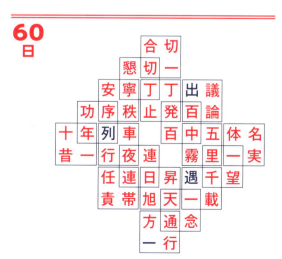

61日

① 死回・市開　② 志貫・子看
③ 語道・護動　④ 会宣・海戦
⑤ 代交・大広　⑥ 寒四・環資
⑦ 子定・資条

62日

① 築　② 有　③ 飛
④ 参　⑤ 情　⑥ 手
⑦ 海　⑧ 幸　⑨ 合
⑩ 目　⑪ 昔　⑫ 雪
⑬ 内　⑭ 仲　⑮ 尻
⑯ 位　⑰ 眉　⑱ 貢

63日

入	直	刀	単	解	分	中	空
民	半	官	半	五	文	是	理
試	信	知	分	三	即	行	空
倒	半	五	束	色	一	老	論
絶	疑	二	成	意	切	若	量
腹	錯	晩	味	礎	合	男	無
抱	器	深	琢	誤	切	女	慨
大	長	磨	中	夢	我	無	感

できた四字熟語　試行錯誤

64日

① 〈共通部首〉　ネ
　〈完成する漢字〉　禅・祝
② 〈共通部首〉　广
　〈完成する漢字〉　床・廊
③ 〈共通部首〉　ネ
　〈完成する漢字〉　裸・裕
④ 〈共通部首〉　リ
　〈完成する漢字〉　割・剛
⑤ 〈共通部首〉　冫
　〈完成する漢字〉　凍・凝

65日

右	往	左	往	復	切	符	号	外	野
末	転	倒	立	候	補	完	全	無	手
本	民	家	事	務	所	在	地	欠	前
標	古	目	礼	儀	作	法	産	勤	勝
格	稽	曲	内	安	全	人	地	務	手
骨	無	謡	家	像	体	事	消	先	順
露	唐	歌	曲	作	動	異	印	入	風
結	荒	守	子	太	明	証	鑑	観	満
転	天	破	踏	未	跡	人	客	光	帆
承	起	縁	奇	縁	合	場	丁	長	船

66日

① 半　② 分　③ 試
④ 合　⑤ 日　⑥ 化
⑦ 行　⑧ 鬼　⑨ 方
⑩ 疑　⑪ 換

67日
①形・工・高・閲
②似・顔・葉・道
③価・値・賞・場
④相・図・工・曲
⑤作・衣・宅・下
⑥問・集・成・沙

70日
①変幻自在　②唯一無二
③大胆不敵　④津々浦々
⑤一刻千金　⑥拍手喝采

- - - - - - - -

①鶴　②鵜　③亀
④魚　⑤蜘蛛

68日
①仰・迫・白
②守・林
③佳・寺・封
④手・販・賞
⑤追・長・帥
⑥曲・刀・唇
⑦津・符・付・筆
⑧布・判・半・刈
⑨庁・男・力・町

71日
①群　②較　③側
④笑　⑤喝　⑥歴
⑦影　⑧繰　⑨響
⑩霜　⑪錦　⑫贈

69日

交	鳥	晴	木	草	川	山	公
混	二	温	厚	篤	実	耕	明
石	石	絶	体	絶	命	純	正
玉	一	同	猪	心	雨	真	大
退	心	突	専	以	正	無	人
一	猛	意	心	銘	読	垢	美
進	一	伝	凛	凛	気	勇	方
一	心	不	乱	臂	六	面	八

できた四字熟語　晴耕雨読

72日
①殺・勝・動・書
②新・地・水・画
③菜・類・猿・心
④五・合・二・低
⑤季・風・呂・団
⑥道・師・代・案

73日

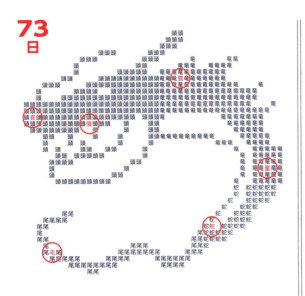

74日

	明			同		
風	清		曲	工		
根	月		異	意		
六	浄	土	王	政	戦	術	誠	創
方	西	古	海	復	人	心	誠
北	東	今		非	道	世
	南	西	走	理	無	縫	波	緑
両	論	由	奔	東	風	粗	衣	天	白	林
否	賛	自	放	耳	馬	食	粗	青	日	千
演	自	画		飲	牛				一	秋
自	作									

75日

①誕生日→日常→常日頃→頃合→合格点→点検→検問所
②開催→催促→促進→進退→退席→席次→次第
③無一文→文集→集大成→成分→分相応→応募→募金箱

76日

①門・士・皇
②尺・日・及
③比・百・任・頃
④心・涙・戻・操・藻
⑤柔・救・求・田・務
⑥磨・石・厘・里・正・歴

77日

聞	踏	不	言	実	行	花	意
温	未	歩	月	進	日	気	外
故	人	代	手	鳥	投	天	風
知	前	変	前	合	想	針	温
新	和	応	味	奇	所	小	四
進	洋	機	噌	適	春	棒	寒
気	折	臨	材	日	月	大	三
鋭	衷	適	和	断	不	柔	優

できた四字熟語　花鳥風月

78日

①若　②立　③壇
④髪　⑤質　⑥奉
⑦砂　⑧玄　⑨団
⑩大　⑪法　⑫内
⑬夏　⑭遊　⑮刀
⑯早　⑰度　⑱台

79日

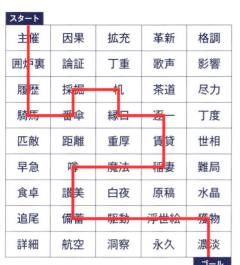

82日

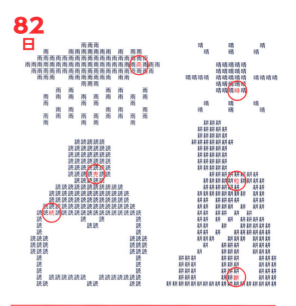

80日

① 浅・恵・寿・限
② 等・星・汽・海
③ 白・桃・郷・色・是

① 名所旧跡　　② 再三再四
③ 天下泰平　　④ 抱腹絶倒
⑤ 意気衝天　　⑥ 温厚篤実

83日

大	海	原	寸	大	義	名	分	相	応
演	出	世	魚	介	類	似	顔	絵	接
主	線	香	花	火	加	減	速	地	間
業	火	一	過	半	数	直	達	図	近
事	導	風	地	方	向	線	郵	表	況
師	指	台	国	換	転	描	便	敬	報
法	路	見	中	的	期	画	乗	訪	告
影	進	物	織	機	売	券	車	問	白
撮	行	場	入	移	情	感	任	責	衣
念	記	簿	帳	台	本	基	民	住	食

81日

① 〈共通部首〉　山
　〈完成する漢字〉　崎・岬
② 〈共通部首〉　女
　〈完成する漢字〉　委・姿
③ 〈共通部首〉　𧾷
　〈完成する漢字〉　跳・距
④ 〈共通部首〉　辶
　〈完成する漢字〉　達・込
⑤ 〈共通部首〉　口
　〈完成する漢字〉　否・吉

84日

① 刀両・統領　　② 器晩・気番
③ 対意・態依　　④ 鏡止・共施
⑤ 耳東・除当　　⑥ 洋折・養摂
⑦ 気昂・期購

85日
①自 ②懐 ③石
④電 ⑤雲 ⑥霧
⑦一 ⑧流 ⑨園
⑩精 ⑪中

86日

①
```
    一
革 命 家
    名 言 集
    権
```

②
```
      化
白 百 合
  人 物 画
  力
```

③
```
      無
最 大 限
  一 大 事
  番
```

④
```
明
後 半 戦
三 日 月
    形
```

⑤
```
区
役 不 足
雑 所 得 手
```

⑥
```
    接
市 街 地
  路 面 店
  樹
```

87日
①宅 ②酔 ③楼
④童 ⑤紫 ⑥塗
⑦覆 ⑧階 ⑨韻
⑩騎 ⑪脚 ⑫鰻

88日

（早・華・大・小・凸 を囲む）

89日
①不調和→和平→平行線→
　線路→路地裏→裏腹→腹話術
②概念→念頭→頭脳→脳裏→
　裏声→声色→色彩
③最終回→回遊→遊撃手→
　手記→記念日→日向→向上心

90日

```
  事 年              一 路
行 中 見 不 協      実 真 正
之 陣 舞 音 和 雷 明   正 銘
用 水 背 歌 曲 付 同 公 大 則
活 生 起 乾 燥   混 私 天 下
挽 回 死 味 無 根   去   布
誉 名   篤 実 事 成 文 武 両
    恥 厚 温 故 語 道 一 分 大
中 無 顔 新 知 言 断 一 名 義
夢 我 独         両 刀 分 大
    唯 尊               帯 字
```

91日

①三 ②走 ③相
④面 ⑤人 ⑥袋
⑦益 ⑧帳 ⑨業
⑩事 ⑪生 ⑫者
⑬神 ⑭雨 ⑮灰
⑯八 ⑰供 ⑱伸

92日

①液・夜・契・累
②載・車・胃・洪
③立・玄・供・翼
④佳・圭・致・則・倒
⑤密・必・旨・姿・宴
⑥窓・心・屋・至・拙・窟

93日

①紙・雪・月・言
②青・夜・中・鍋
③偉・学・授・中・学

①手 ②餅 ③錦
④株 ⑤つむじ

94日

①四面楚歌・大言壮語・
　換骨奪胎
②三寒四温・質疑応答・
　理路整然

※①②ともに順不同。

95日

①〈共通部首〉　斗
　〈完成する漢字〉　料・斜
②〈共通部首〉　寸
　〈完成する漢字〉　導・対
③〈共通部首〉　匚
　〈完成する漢字〉　医・匿
④〈共通部首〉　彡
　〈完成する漢字〉　彫・影
⑤〈共通部首〉　音
　〈完成する漢字〉　韻・響

96日

①産 ②石 ③桜
④煙 ⑤浪 ⑥易
⑦子 ⑧息 ⑨投
⑩似 ⑪稲 ⑫残
⑬席 ⑭海 ⑮雨
⑯梯 ⑰百 ⑱扇

139

97日

秋	首	狂	回	挽	誉	名	快
千	尾	喜	千	一	一	刀	創
日	一	乱	山	攪	乱	意	医
一	貫	舞	千	麻	工	食	喜
朝	致	金	海	夫	同	無	題
一	一	団	婦	源	混	味	休
夕	場	円	結	一	私	乾	話
憂	満	俗	良	序	公	燥	閑

できた四字熟語　一喜一憂

100日

① 縁・物・高・枝
② 未・有・天・裏
③ 官・鳥・屋・骨・董

① 風呂敷　② おくび　③ 兜
④ 軍配　　⑤ ほろろ

98日

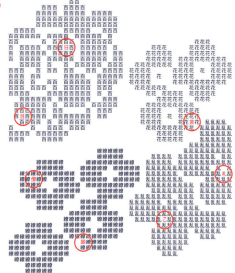

101日

① 怠　② 称　③ 番
④ 蘭　⑤ 単　⑥ 墨
⑦ 等　⑧ 袋　⑨ 瞳
⑩ 催　⑪ 曙　⑫ 鼓

99日

心	機	一	転	校	生	一	本	懐	中
雪	月	花	鳥	風	月	食	生	活	時
除	音	楽	祭	典	型	式	次	動	計
免	録	路	標	識	別	天	第	物	測
御	事	道	分	転	換	地	一	園	定
下	議	気	扇	気	平	印	遊	期	
天	論	合	蒸	水	香	線	象	会	券
雨	性	談	験	体	字	文	形	期	売
風	根	無	実	事	飯	茶	常	日	機
家	人	内	案	答	応	疑	質	性	能

102日

大事　　迷暗
生後不身低雲
　前覚平頭寒
端準　感衡熱足自題閑
万備才字星問自給休話
兼色十南自答無暇
　　十人月　問用職
料金　氷下達　乱権謀
一均等用意上昇少数術
　　会機到周流気鋭精励
　　友好来一進新苦刻春
　　市都　一退一番　一宵
　　　県道　　　口開
　　　　府

103日

① 老　② 姜　③ 杏
④ 陽　⑤ 硫　⑥ 西
⑦ 殺　⑧ 晦　⑨ 魚
⑩ 草　⑪ 桃　⑫ 替
⑬ 木　⑭ 凡　⑮ 化
⑯ 向　⑰ 童　⑱ 衣

106日

① 小　② 大　③ 無
④ 息　⑤ 前　⑥ 洋
⑦ 東　⑧ 西　⑨ 青
⑩ 白　⑪ 人

104日

スタート

壮大	依頼	弥生	精彩	寸暇
逸材	威力	草餅	厨房	濃厚
衣裳	羽毛	迂回	装丁	献上
融通	魚座	財布	養生	完璧
太刀	雑多	太鼓	貸与	余暇
采配	探査	傘下	丸太	蚕
空洞	採択	皆無	築山	酷似
渋滞	擬態	紫	均一	地団駄
転載	発露	供述	坪庭	断片

ゴール

107日

① 〈共通部首〉　羽
　〈完成する漢字〉　習・翻
② 〈共通部首〉　囗
　〈完成する漢字〉　固・囲
③ 〈共通部首〉　酉
　〈完成する漢字〉　配・酩
④ 〈共通部首〉　心
　〈完成する漢字〉　応・恥
⑤ 〈共通部首〉　土
　〈完成する漢字〉　壁・墨

105日

① 理／不所持／無尽蔵／品
② 熱／力一杯／中学生／涯
③ 食／合気道／管楽器／支
④ 日／針千本／秋刀魚／楽
⑤ 急／降水量／地下鉄／砲
⑥ 宮／大入袋／光工学／式

108日

弱	肉	強	食	仲	肉	唯	回
遇	健	粉	伯	狗	祭	我	撤
一	剛	力	頭	馬	葬	独	紙
載	実	羊	後	耳	婚	尊	白
千	質	牛	尾	東	冠	北	潔
骨	口	蛇	砕	風	奔	南	廉
鶏	頭	神	出	鬼	没	西	清
竜	身	雷	迅	風	疾	東	走

できた四字熟語　粉骨砕身

141

109
① 扶・草・早・心
② 若・案・共
③ 土・禁・普・暦
④ 城・成・句・次・均
⑤ 包・粒・婚・日・接
⑥ 房・敬・句・古・十・啓

110
① 未曽有→有無→無頓着→着脱→脱衣所→所感→感無量
② 黄砂→砂利→利発→発言→言葉→葉脈→脈絡
③ 駄洒落→落下→下馬評→評価→価値観→観劇→劇作家
※「駄洒落」は、くだらない洒落のこと。

112

奇跡	気丈	吉祥	裏方	追随
生粋	一掃	安穏	俵	捜索
隕石	爽快	枚挙	含蓄	弓癖
均衡	魚河岸	舞茸	慶賀	旋律
漆	表彰	隙間	喝采	佃煮
支度	屈託	急須	寸暇	二毛作
勲章	雲泥	移籍	最中	蜘蛛
衝突	五月雨	急騰	垣根	粘着
統治	快諾	雑煮	寝床	貢献

113
① 行錯・稿作
② 行方・校法
③ 薪嘗・真正
④ 由闊・雄割
⑤ 捨選・射線
⑥ 枯盛・個性
⑦ 代遺・題意

111
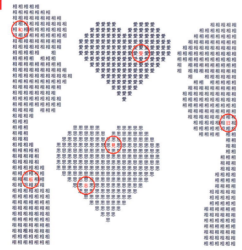

114

悪	開	奇	断	両	刀	一	取
戦	口	怪	道	中	肉	中	背
苦	一	雑	語	霧	一	天	天
闘	番	複	言	里	言	下	貫
奮	捨	来	象	五	一	泰	一
軍	選	万	無	品	句	平	始
孤	羅	客	象	一	部	始	終
森	択	千	有	尽	打	網	一

できた四字熟語　取捨選択

115日

北	斗	七	星	空	元	気	分	爽	快
浴	衣	料	品	質	保	証	券	会	適
光	戦	奮	闘	牛	士	気	色	社	材
日	力	力	量	販	店	先	鉛	員	適
休	能	彙	動	感	謝	見	筆	旅	所
定	性	語	躍	態	状	之	不	行	有
限	配	来	活	快	朗	明	精	程	名
間	心	外	定	想	理	料	進	表	無
期	本	庫	文	明	説	力	張	面	実
盛	全	安	通	交	親	母	叔	大	物

118日

① 扇　② 密　③ 謀
④ 粋　⑤ 鐘　⑥ 懐
⑦ 捜　⑧ 聴　⑨ 闘
⑩ 殿　⑪ 鷹　⑫ 爽

116日

(crossword grid of four-character idioms)

119日

① 美辞麗句・百花繚乱・
　初志貫徹
② 破顔一笑・岡目八目・
　孟母三遷

※①②ともに順不同。

117日

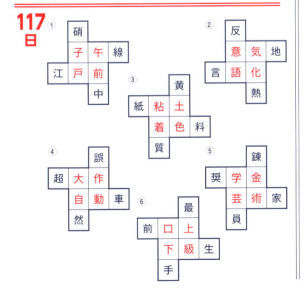

120日

① 鍛　② 然　③ 嫁
④ 岸　⑤ 具　⑥ 黄
⑦ 楽　⑧ 有　⑨ 納
⑩ 祝　⑪ 和　⑫ 行
⑬ 日　⑭ 法　⑮ 縁
⑯ 女　⑰ 桟　⑱ 唾

川島隆太教授の健康パズル

大人の脳活　おもしろ！漢字パズル

2018 年 11 月 6 日　　第 1 刷発行
2020 年 3 月 3 日　　第 3 刷発行

監修者	川島隆太
発行人	鈴木昌子
編集人	滝口勝弘
編集長	古川英二
発行所	株式会社　学研プラス
	〒141-8415　東京都品川区西五反田 2-11-8
印刷所	中央精版印刷株式会社

STAFF　編集制作　株式会社 エディット
　　　　　本文DTP　株式会社 総研
　　　　　校正　　　奎文館

この本に関する各種お問い合わせ先
● 本の内容については　Tel 03-6431-1463（編集部直通）
● 在庫については　Tel 03-6431-1250（販売部直通）
● 不良品（落丁・乱丁）については　Tel 0570-000577
学研業務センター
〒 354-0045　埼玉県入間郡三芳町上富 279-1

上記以外のお問い合わせは下記まで。
Tel 03-6431-1002（学研お客様センター）

©Gakken
本書の無断転載、複製、複写（コピー）、翻訳を禁じます。
本書を代行業者等の第三者に依頼してスキャンやデジタル化することは、たとえ個人や
家庭内の利用であっても、著作権法上、認められておりません。

学研の書籍・雑誌についての新刊情報・詳細情報は、下記をご覧ください。
学研出版サイト　https://hon.gakken.jp/